알고 보면 병에 걸리기가 참 힘듭니다. 모든
생명체에는 현재의 건강뿐 아니라 앞으로 생길 질병도
방어할 수 있는 애프터서비스까지 철저히 준비되어
있기 때문입니다. 치유는 순간에 일어나는 기적입니다.
병이 들어도 다시 조화의 길로 돌아오면 그 순간
치유는 바로 시작됩니다. 창조주는 모든 피조물의
유전자에 가장 건강하게 살 수 있는 방법을
기록해두었습니다.

걸리기가 어렵지 낫기는 쉽다

암이 뭔지 알면 피하고만 싶은 공포의 대상이
아니라 마주 보고 진솔하게 이야기할 수 있는
친구가 됩니다. 모든 질병은 전하고 싶은
메시지를 갖고 찾아옵니다. 암이 우리에게
전하는 가장 중요한 메시지는 "당신은 휴식도 없이,
제때에 제대로 된 음식을 먹지도 않고 일에만
몰두했습니다. 지금부터라도 당신의 건강을
최우선으로 하십시오. 제발⋯."

암이 주는 메시지

진리 치유의 길

흰물결

진리 치유의 길

펴낸곳 도서출판 흰물결
펴낸이 박수아

1판 1쇄 발행일 2018년 11월 1일
개정판 1쇄 발행일 2019년 1월 21일
개정판 2쇄 발행일 2020년 4월 12일
개정판 3쇄 발행일 2022년 1월 1일
개정판 4쇄 발행일 2022년 3월 19일
개정판 5쇄 발행일 2022년 6월 29일

주　소 06595 서울 서초구 반포대로 150 흰물결아트센터
등　록 1994. 4.14 제3-544호
대표전화 02-535-7004　팩스 02-596-5675
이메일 mail@imreader.com
홈페이지 www.imreader.com
　　　　 www.worldreader.net

값 13,000원
ISBN 978-89-92961-27-1

진리 없이 치유도 없다

진리
치유의 길

엄동화 글
월간독자 Reader 엮음

차례

진리 치유의 새로운 길

불치병도 없애는 마인드맵

고질병, 고칠 수 있다!

진리를 따라 치유하는 의사

사람들이 밟아온 길을 따라가지 않고 새로운 길을 찾아 나서는 사람은 외롭다. 그러나 그런 외로운 모험을 통해 꽁꽁 숨겨진 진리도 드러나게 된다.

엄동화 선생은 현대 의학지식을 습득했으면서도 그 한계를 느끼고 새로운 길을 찾아 나섰다. 의사로서 의학계의 현실과 전혀 다른 길을 제시하려면 그만큼 확신할 수 있는 진리를 발견해야 가능할 것이다.

나는 미국에서 의사로 활동하고 있는 김유식 선생의 소개로 엄동화 선생을 알게 되었다. 엄동화 선생은 〈월간독자Reader〉와 〈가톨릭다이제스트〉에 '우리 몸의 신비'와 '치유의 메커니즘'에 관한 글을 보내오기 시작했다.

그분의 글은 우리가 갖고 있는 건강에 대한 고정관념이 얼마나 잘못된 것인지 생생하게 느끼게 해주었다. 전문지식을 갖고 사는 분들은 대부분 자신의 전문분야를 어렵게 표현하는 경향이 있는데, 엄동화 선생은 누구나 쉽고 재미있게 이해하고 느낄 수 있도록 했다.

나는 그의 글을 읽을 때마다 진리를 향한 그의 열정과 알아낸 진리를 사람들에게 알려주려는 사랑에 감탄하곤 했다.

진리를 따르겠다는 마음만 가지면 누구에게나 온전한 치유의 길이 활짝 열려있음을 분명하게 알려주신 엄동화 선생께 진심으로 감사드린다.

이 책을 통해 불치병, 난치병으로 고통받는 분들에게도 새로운 희망이 피어나리라 확신한다.

서초동 흰물결에서
윤 학

의사에서 환자로 그리고 치유의 길

나의 직업은 의사입니다. 항시 환자를 건너편 위치에서 보며 치료했던 외과 의사였습니다. 트라우마센터에서 밤낮 없이 생명을 다루는 일에 몰두했습니다.

그런데 갑작스레 찾아온 위암이라는 진단은 나를 하루아침에 명성 있는 외과의에서 초라한 환자로 만들었습니다. 내가 환자의 신발을 신고 나서야 의사의 전문지식과 최신의 치료법이 아무리 발달하여도 한계가 있다는 것을 환자로서 실감하게 되었습니다. 그리고 참다운 건강이 무엇인가를 제대로 생각하는 계기가 되었습니다.

나를 찾아온 위암은 죽음의 사신이 아니라 나에게 '건강의 참뜻을 알고 실행하며 더 건강해지세요.' 하는 건강의 메신저였습니다.

건강이란 조화로움이라는 진리, 태어나면서부터 갖고 있는 자생력이 바로 모든 치유의 기본이고, 치유의 힘은 창조주가 이미 우리 몸 세포의 염색체 속 유전인자에 입력해두었다는 과학적 사실을 깨달은 후 나는 의사이며 환자로서 참다운 치유의 진리를 함께 나누고 싶어졌습니다.

의사란 환자를 마주 보고 치료하는 전문직에 충실하는 것에 앞서 사람을 마주 보고 도우려는 사람이란 사실을 통감하였습니다. 시행착오도 많았습니다.

3년이 지나니 한때는 마치 모든 것을 초월한 듯한 우쭐한 깨달음도 느꼈지만 비누 거품 같은 망상인 것을 알고 참으로 다행이라 여겼습니다. 그리고 20년이 지나니 나의 생각을 나눌 때가 되었다는 것을 느꼈습니다.

〈월간독자 Reader〉〈가톨릭다이제스트〉에서 산만한 문장을 주옥처럼 편집하여 연재하고, 이제 단행본으로 출판하게 되어 더 많은 분들과 나눌 수 있어 기쁩니다.

미시건 그랑 블랑에서

엄 동 화

진리 치유의 새로운 길

어설프게 알고 있는 당신의 건강 지식을
우쭐하게 만들어 마치 당신이 찾고 있던 특효약을
만난 것처럼 믿도록 유혹하고 있습니다.
건강 정보의 쓰나미에서 당신의 눈은 진주를
찾아낼 수 있습니까?

건강의 진리

  저는 잘나가던 외과 의사로 부러움을 한몸에 받았지
만, 45세에 위암 진단을 받고는 하루아침에 초라한 환자
가 되었던 사람입니다.
  하지만 제 병을 치료하는 과정에서 건강의 새로운 의미
와 치유의 진리에 눈 뜨면서 새로운 의사로 변화하게 되었
습니다.
  환자들과 함께 나누고 싶은 욕심이 생겼고 그로 인해 많
은 시행착오도 겪다 보니 때를 기다리는 인내심도 생겼습니
다. 명예를 꿈꾸던 헛된 희망도 안개처럼 사라졌습니다.

그렇게 20년간 연구하고 경험하면서, 이제는 누구하고나 바르게 나눌 수 있겠다는 생각이 꿈틀거렸고 그게 제 사명이라는 생각도 들었습니다.

정보가 홍수를 이루다 못해 쓰나미로 밀려오는 요즘, 건강에 관한 관심이 갈수록 높아지면서 중구난방의 건강정보들은 건강 전선에 더욱 큰 혼란을 초래하고 있습니다.

그래서 건강의 진리를 제대로 알고, 누구나 즐겁고 건강하게 일생을 살아가도록 건강의 바른길을 보여드리고자 합니다.

어설프게 아는 건강 지식은 독이다

여기 신호등이 있습니다. 예술작품으로서는 흥미롭지만 신호등으로 사용하기에는 혼란을 초래합니다.

넘쳐나는 건강 정보는 마치 저 신호등과 같습니다. 당신의 안전과 생명을 이 신호등의 안내에 맡길 수 없습니다. 신호등의 목적은 무엇입니까? 가세요! 서세요! 당신의 안전입니다.

인터넷 정보시스템을 처음 창안한 조셉 바이젠바움은 인터넷 정보가 사람을 돕기보단 더 혼란을 주는 것을 통감하고 이렇게 한탄했습니다.

"인터넷 정보들은 모두가 쓰레기일 뿐이다. 간혹 진주가 쓰레기 틈에 숨어있지만 그것을 보는 눈이 없으면 소용이 없으니 결국 쓰레기이다."

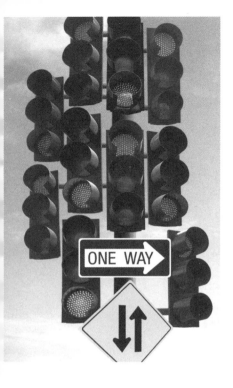

건강지식도 마찬가지입니다. 사람들은 쉽고 간단하게 건강해지는 방법들에 더욱 흥미가 끌리나 봅니다. 농축된 약, 웰빙 음식, 특수한 건강법 등이 순간순간 인기를 얻다가 또 사라져갑니다.

일리는 있을지 모르지만 진리는 아니기에 잠깐의 유행으로 끝나버립니다.

어제는 바하마 식이요법, 오늘은 농축 산수유, 내일은 또 다른 무엇이 한 순간에 당신의 건강을 책임진다고 손짓할 것입니다.

단언컨대 한 가지 물질을 농축해서는 절대 만병통치약이 될 수 없고 특수 식이요법이나 운동만으로 건강을 책임질 수도 없습니다. 아무리 유명한 바이올린 연주자라도 혼자의 연주로 오케스트라의 조화로운 하모니를 내지 못하는 것과 같은 이치입니다.

솔깃한 유혹은 아름다운 독버섯처럼 우리의 눈을 끌고 있습니다. 더욱이 치료가 힘들어 장기 요양을 하는 환자들의 약하고 간절한 마음을 노리고 있습니다.

　종교단체의 신문광고조차도 'OOO, 기적의 약'이라고 선
전합니다. 기적을 주시는 하느님의 능력보다 더 쉽게, 기적
이 그 약병 속에 있다고 속삭입니다.

　그리고 어설프게 알고 있는 당신의 건강 지식을 우쭐하게
만들어 마치 당신이 찾고 있던 특효약을 만난 것처럼 믿도
록 유혹하고 있습니다.

　건강 정보의 쓰나미에서 당신의 눈은 진주를 찾아낼 수
있습니까?

〈월간독자 *Reader*〉 2015년 5월호

암이 진단될 때까진 3~5년이 걸리고 홍역은
10~12일의 잠복기가 있습니다. 왜 질병이
나타날 때까지 시간이 걸릴까요? 그것은 창조주가
생명체에게 질병을 물리치라고 준비해준 자생력이
병과 싸우고 있기 때문입니다. 이렇게 자생력은
생명체가 건강하게 살아갈 수 있도록 창조주가
애프터서비스로 준비해둔 은혜의 선물입니다.

창조주의 애프터서비스

건강의 정의

건강은 조화를 이루는 교향악단의 연주와 같습니다. 건강은
몸과 마음 모두가 조화로운 상태입니다.

　그렇다면 건강이 무엇일까요? 단지 질병이 없는 상태가
건강인가요? 하지만 질병이 없다는 사실만으로 건강하다
할 수는 없습니다. 현재 남·북한에 전쟁이 없다고 평화가
아닌 것과 같은 이치입니다.

　질병은 하루아침에 갑작스레 나타나는 게 아닙니다. 암이
진단될 때까진 3~5년이 걸리고 홍역은 증세가 나타나려면

10~12일의 잠복기가 있습니다. 질병이 발병하기 전까진 모두가 건강하다고 믿고 있지요. 왜 질병이 나타날 때까지 시간이 걸릴까요?

그것은 창조주가 생명체에게 질병을 물리치라고 준비해준 자생력이 병과 싸우고 있기 때문입니다. 건강한 사람은 질병이 침범해도 충분히 물리칠 자생력이 있지만 건강하지 못할 땐 질병이 제 세상을 만난 듯 뿌리를 내립니다.

자생력의 활동지침은 유전자의 DNA에 기록되어 있습니다. 2003년, 과학자들은 DNA에 기록된 활동지침을 모두 분석했고, 자생력은 생명체가 조화롭게 움직일 때 그 능력을 최상으로 발휘함을 밝혀냈습니다.

이렇게 자생력은 생명체가 건강하게 살아갈 수 있도록 창조주가 애프터서비스로 준비해둔 은혜의 선물입니다. 조화롭게만 살아간다면 자생력은 모든 질병을 예방하고, 치유하여 늘 건강한 상태로 유지해줄 것입니다.

질병이란 조화의 길에서 벗어나 달려간 종착역입니다. 조화의 길로 돌아오는 것이 치유의 시작이고, 조화의 길을 걷고 있는 생명체의 현재 모습이 바로 건강입니다.

조화의 길

인적이 드문 호수 가운데 섬이 있습니다. 섬 주위를 둘러싸고 있는 방파제 돌담은 인간이 더 손 볼 필요 없이 조화를 이루고 있습니다. 세월 따라 물결에 씻겨가면서 자연의 순리에 순응하며 살아온 결과입니다.

인간이라는 생명체에도 자연의 입김이 담겨있습니다. 어떻게 살라는 지시사항이 유전자에 기록되어 있지요. 세포핵에는 염색체라는 사다리 모양의 물질이 아주 길고 질서 있게 차곡차곡 담겨있습니다. 그것들이 여러 가지 그룹을 형성하여 유전자를 만듭니다.

유전자는 생명체의 생명활동을 위한 모든 지시사항이 기록된 '생명의 책'이라고 할 수 있습니다. 인간은 2003년까지 2,500여 개 유전자의 지시사항을 찾아냈습니다. '생명의 책'의 뜻을 밝혀낸 것과 같지요.

마치 상점 계산대에서 바코드를 스캔하면 어떤 상품인지, 어느 회사 제품인지, 가격은 얼마인지 등 그 상품의 모든 정보를 알 수 있는 것과 같습니다.

유전자의 DNA에는 바코드처럼 자생력이 제대로 작용하기 위한 바른 활동지침이 모두 기록되어 있습니다. 만약 우유에 찍힌 바코드의 줄 하나가 바뀌어 있다면 계산대에서 우유가 두유로 또는 치즈로 잘못 읽혀 틀린 정보를 제공할 것입니다.

DNA에 기록된 자생력의 활동지침도 마찬가지입니다. 만약 독감 바이러스가 침범했을 때 방어와 공격을 담당하는 유전자의 배열에 이상이 생겼다면 신호가 제대로 전달 안되고, 담당해야 할 일도 제대로 못 하게 되어 독감을 앓게 됩니다. 유전자 배열의 이상은 생명체가 조화의 길에서 벗어났을 때 가장 잘 일어납니다.

흡연은 폐 세포의 DNA 배열을 바꾸어 폐암을 만들고, 과도하게 자외선에 노출된 피부가 피부암의 원인이 되는 것과 같습니다. 인체의 모든 세포들이 상호작용을 조화롭게 유지하여 자생력을 최대한 활성화하면 인간은 건강한 몸으로 125세까지 살 수 있습니다.

그리고 세포들의 조화로운 상호작용은 조화로운 생활습관으로 만들어집니다. 이렇게 조화로운 길을 걷고 있는 상태를 건강하다고 합니다. 당신은 어느 길을 걷고 있습니까?

〈월간독자 *Reader*〉 2015년 6월호

현대 의학은 암이 1cm 정도로 커져야 발견할 수
있습니다. 암세포 하나가 1cm가 되려면 5년 정도
걸립니다. 다시 말해 암을 조기 발견했다는 말은,
5년 전부터 이미 건강하지 못했다는 이야기입니다.
그동안 우리 몸에서 어떤 일이 일어났을까요?

걸리기가 어렵지 낫기는 쉽다

　우리 몸 안에는 나쁜 세포나 병균과 치열하게 싸우는 준
비된 방어팀이 상주하고 있습니다. 질병을 방어하는 면역
력, 고장 난 세포를 고치는 치유의 힘, 이 모두를 자생력이
라 합니다.
　치료법이 나날이 발전하고는 있지만 질병 또한 더 많아지
고 있습니다. 마당의 민들레에 아무리 제초제를 뿌려도 3주
후면 또 자라납니다. 마찬가지로 새로운 항생제가 나온다
해도, 병균은 내성이 생겨 더 독한 병균으로 변해버리고 맙
니다.

창조주가 모든 생명체에게 어떤 환경에서도 견디며 번식해나갈 자생력을 주었기 때문입니다.

자생력은 선과 악을 구분하려는 인간의 뜻과 관계없이 모든 생명체에 골고루 주신 창조주의 보편적 사랑이며 은총입니다.

현대 의학은 암이 1cm 정도로 커져야 발견할 수 있습니다. 암세포 하나가 1cm가 되려면 5년 정도 걸립니다. 다시 말해 암을 조기 발견했다는 말은, 5년 전부터 이미 건강하지 못했다는 이야기입니다.

그동안 우리 몸에서 어떤 일이 일어났을까요?

우리 몸에는 T-임파구, P-53, HSP 등 2,500여 종류의 건강 방어팀을 만들 수 있는 제약공장이 가동되고 있습니다. 인간이 만든 약과 다른 점은 절대 부작용이 없고, 언제나 무료라는 것입니다.

인체는 날마다 새로운 세포를 만드는데 하루 100개 정도는 암세포와 같은 불량품이 나옵니다. 그러나 당신의 몸과 마음이 조화로운 상태라면 이 불량품이 건강을 해치기 전에 우리 몸의 건강방어팀이 불량품을 흔적도 없이 없애버립니다. 하지만 당신이 조화롭지 못한 생활습관에 찌들어 있다면 몸 속의 제약공장이 나태해집니다.

그때 질병의 씨앗들이 제일 먼저 눈치채고 '이때다.' 하며 싹을 틔우는 것이지요. 물론 그동안에도 방어팀들이 혼신을 다해 싸우긴 하겠지만, 주인이 정신을 못 차리고 계속 몸과 마음의 조화를 깨뜨리면 자생력도 그 방어능력을 포기합니다. 그렇게 안전관리가 허물어지기 시작하여 갈 데까지 간 종착역이 질병입니다.

알고 보면 병에 걸리기가 참 힘듭니다. 모든 생명체에는 현재의 건강뿐 아니라 앞으로 생길 질병도 방어할 수 있는 애프터서비스까지 철저히 준비되어 있기 때문입니다. 생명이 저절로 생겼다고 주장하는 학자들도 이런 오묘한 진실 앞에서 창조주의 사랑과 배려를 느낄 것입니다.

우리는 존엄한 생명을 가지고 건강하고 기쁘게 일생을 살고자 태어났습니다. 그리고 그렇게 살 수 있도록 모든 것이 준비되어 있습니다. 그 진리를 외면하고 제멋대로 생활해왔기에 자생력이 제 기능을 발휘하지 못한 것입니다. "제발 조화롭게 살아다오." 창조주는 기원합니다.

그리고 우리에게 선택권도 주셨습니다. 당신은 어떤 쪽을 선택하시겠습니까?

램브란트의 그림 '돌아온 탕자'입니다. 아버지가 죽기도 전에 상속받을 몫을 챙겨 집을 나온 아들은 온갖 악의 구렁텅이에서 뒹굴다 빈털터리가 되고 심신이 병들었습니다. 그러고 나서야 "내가 주님과 아버지께 너무나 큰 잘못을 저질렀구나." 하며 통한의 회개를 합니다. 만약 후회만 했다면

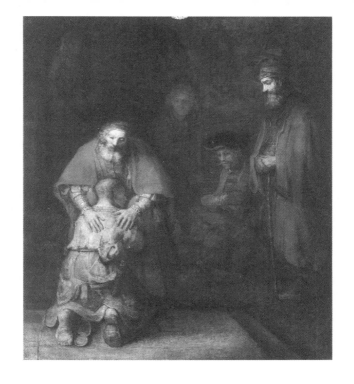

계속 피해 다니다 굶어 죽을 수도 있었겠지만, 회개하였기에 아버지의 집으로 되돌아올 용기를 얻은 것이지요.

잃은 줄 알았던 아들이 돌아오자 아버지는 뛰어갑니다. 아들은 아버지 앞에 무릎 꿇고 용서를 빕니다.

아버지는 말없이 기쁨으로 아들의 어깨를 감쌉니다. 아버지의 품은 너무나 크고 아늑하고, 주름진 손은 힘차고 따뜻합니다. 아들이 다시 돌아온 것만으로도 용서가 이루어졌습니다. 몇 년 동안 찌들고 망가진 심신이 한순간에 깨끗이 씻어집니다.

치유는 순간에 일어나는 기적입니다. 병이 들어도 다시 조화의 길로 돌아오면 그 순간 치유는 바로 시작됩니다. 창조주는 모든 피조물의 유전자에 가장 건강하게 살 수 있는 방법을 기록해두었습니다. 조화롭게만 살면 모든 시스템이 잘 돌아갈 수 있도록 프로그래밍해놓았지요.

치유의 생명력은 조화로운 생활을 계속하면서 더욱 활발해집니다. 그리고 이 생명력이 이어주는 치유의 길이 바로 건강의 길입니다. '치유의 기적'은 우리 몸 안에 이미 준비된 생명력의 활동입니다.

〈월간독자 Reader〉 2015년 8월호

암도 낫게 하는
진리의 치유

한 뇌암환자가 6개월 시한부 선고를 받았답니다.
"의사들이 더이상 치료방법이 없다고 하는 말은
현대 의학의 한계를 말한 것뿐입니다. 그것은 당신
스스로에게 자생력이 있다는 걸 깨우쳐주는 말입니다."
2년 후 그가 소식을 전해왔습니다. 다시 검사했더니
암 덩어리들이 깨끗이 없어졌다는 것입니다.

암도 겁을 먹고

1988년 6월 22일, 미국 국립공원 옐로스톤에서 저절로 화재가 발생했습니다. 자연의 신진대사라고 여긴 공원 당국은 스스로 진화되길 기다리기로 했습니다.

한 달이 되도록 50,000에이커약 62,000평가 타고도 불은 계속되었습니다. 여론과 매스컴에서 비난의 폭격이 시작됐고 견디지 못한 당국은 마지못해 사상 최대의 진화작업을 시작했습니다.

1억4000만 불의 비용을 들여 소화 비행기 117대, 소방차 100대를 동원했지만 속수무책이었습니다. 인간의 온갖 노력과 기술은 헛수고가 되었습니다. 오로지 가을비와 겨울의 눈이 내리면서 산불을 잠재웠습니다.

한바탕 소란을 치르고 난 후 국립공원 당국은 여론에 호소했습니다. 250년에 한 번씩 오는 자연의 신진대사는 그냥 그 뜻에 순응하면 되는 거라고. 그 후 비난의 소리는 사라졌습니다.

자연이 파괴되며 조화를 이루어가듯 인체도 질병으로 건강을 찾습니다. 질병은 신의 저주도 아니고, 재수가 없어 갑자기 생기는 것도 아닙니다. 질병은 자신을 통해 다시 건강한 생명체를 만들려는 뜻을 가지고 찾아옵니다.

첫 번째는 병에 걸린 이유가 있다는 것입니다. 두 번째는 조화의 길로 다시 돌아오는 순간 치유의 힘이 눈을 뜬다는 것입니다. 세 번째는 질병이 다시 건강해지는 원동력이 된다면 질병은 화가 아닌 축복이라는 것입니다.

예수님은 산상 설교에서 '행복하여라, 슬퍼하는 사람들! 그들은 위로를 받을 것이다.'마태 5,4 하시고, 바오로 사도는 죄가 많아진 그곳에 은총이 충만히 내렸습니다.'로마 5,20 고 했습니다. 괴로움을 받았기에 위로를 얻고, 죄를 지었기에 그 죄가 은혜를 꽃 피우는 씨앗이 된다는 전화위복의 진리입니다.

캘리포니아의 어느 공과대학 도서관의 천장에서 빗물이

새는데 예산이 부족해 지붕을 고치지 못했습니다. 천재적인 두뇌를 가진 학생들은 휴지통, 비닐, 밧줄 그리고 호스를 가지고 빗물 받아내는 장치를 고안했습니다.

학생들은 천장을 '치료'한 것입니다. 젖은 바닥을 닦아내고, 제습기로 습기를 건조시키고, 방향제를 뿌려 냄새를 없애며 빗물로 생긴 여러 가지 피해들도 치료했습니다.

만약 지붕에 올라가 새는 구멍을 근본적으로 막아 지붕이 본래 모습을 찾게 되면 다시는 빗물이 샐 염려도 없고 새는 빗물로 인한 피해들도 일어나지 않을 것입니다. 이것이 '치유'입니다.

의사는 병을 진단하고 약, 수술 등으로 병의 증세를 치료합니다. 암 환자는 수술, 항암제, 방사선 등 외부의 도움으로 암세포를 공격합니다. 눈부신 의학의 발달로 치료술은 장족의 발전을 하고 있습니다. 그러나 치료는 대가를 지불해야 합니다.

반면에 치유는 우리가 태어날 때부터 갖고 있는 자생력이 가져다주는 무궁한 생명의 힘입니다. 우리 몸 안에 이미 있는 것이라 언제나 무료입니다.

창조주는 미리 2만5천 개의 세포 유전자 속에 자생력 사용법을 기록해두었습니다. 이제는 그 지시사항을 판독할 수도 있게 되어 우리는 창조주의 사랑을 명확히 알게 되었습니다. 자생력이 왕성하면 질병은 미리 겁을 먹고 멀리 도망

갑니다.

만약 질병에 걸렸다 해도 조화로운 생활로 복귀하면 치유의 힘, 회복의 능력은 최상의 힘을 발휘할 것입니다.

한 환자가 저를 찾아왔습니다. 그동안 전이된 뇌암으로 치료를 받다가 이제 더이상 방법이 없어서 6개월 시한부 선고를 받았답니다.

"의사들이 더이상 치료방법이 없다고 하는 말은 단지 현대 의학의 한계를 말한 것뿐입니다. 그것은 절망의 선고가 아니라 당신 스스로에게 자생력이 있다는 걸 깨우쳐주는 말입니다. 바르게 알고, 바르게 먹고, 바르게 마시며, 바르게 쉬고, 바르게 버리고, 중용과 절제하는 생활을 하는 것이 바로 조화의 길이고, 그 길의 종착역이 건강의 회복이며 치유입니다."

2년 후 그가 소식을 전해왔습니다. 저를 만나고 6개월 후 다시 검사했더니 뇌에 전이된 모든 암 덩어리들이 깨끗이 없어졌다는 것입니다.

의사들은 마지막에 사용했던 항암요법이 늦게나마 기적적으로 효과를 본 것이라며 기뻐했고 그도 그렇게 믿었답니다. 그런데 같은 항암요법을 받았던 다른 사람은 효험을 보지 못하는데 자신은 더욱 건강해지는 것을 보고 저에게 연락한 겁니다.

처음 저를 만났을 때 특수한 치료나 대체요법을 권해주지 않아 실망도 했지만 조화로운 생활이 자신을 치유하여 건강하게 만든다는 제 이야기가 실제로 맞는다는 걸 이제야 깨달았다며 고마움을 전했습니다.

자생력으로 치유되어 건강해진 모습을 보는 것은 저에게는 정말 큰 기쁨입니다.

〈월간독자 Reader〉 2015년 9월호

우리 몸은 암세포가 확인되면 P53 항암단백질을
출동시켜 암세포에게 선택권을 줍니다. '내 손에 맞아
죽을래, 명예롭게 스스로 죽을래?' 거의 모든 암세포가
자살을 택합니다. 이런 상황에서도 몸 주인이 정신
못 차리고, 자신의 몸을 찌들게 만들면 눈치 빠른
암세포는 '이때다!' 하며 총공격을 시도합니다.
주인이 엉망이니 P53 단백질의 기강도 해이해져
버리고 결국 '당신 암에 걸렸소.' 진단을 받게 됩니다.

내 몸 안의 비밀병기

　옛사람들은 과학적 지식 없이도 자연에 순응하는 지혜로
건강을 위한 지시사항들을 감지했습니다. 그런데 신기하게
도 그것은 유전인자에서 찾아 해석한 지시사항과 너무나 흡
사합니다.

　또 참으로 평범하고 간단해 정말 그런 것을 행한다고 기
적 같은 효험을 얻을 수 있을까 의문도 생깁니다. 유전인자
의 지시사항과 선조들의 지혜에서 얻은 조화로운 생활습관
은 여섯 가지로 나눌 수 있습니다.

　첫째, 바르게 알기. 바른 답을 얻으려면 진리를 알아야 합

니다.

둘째, 바르게 먹고 마시기. 가공과 정제가 덜 된 음식을 골고루, 모자란 듯 먹고 하루 2리터 이상의 물을 충분히 마십니다.

셋째, 바르게 움직이기. 과격한 운동보다는 일상생활이 운동이 되도록 합니다.

넷째, 바르게 휴식하기. 쉴 때는 쉬기만 합니다.

다섯째, 바르게 버리기. 배설이 고통이 아닌 기쁨이 되는 생활을 합니다.

여섯째, 바르게 절제하기. 중용을 지키는 것입니다.

너무 평범하여 무언가 모자란다는 느낌을 가지겠지요. 그러나 진리는 특별하고 어려운 것이라는 관념부터 먼저 바꿔야 합니다. 사람들은 그동안 습관을 바꾸는 것보다 있지도 않은 특효약, 새로 나온 치료법에만 눈을 돌렸습니다.

조화로운 삶의 길로 가는 가장 중요한 출발은 잘못된 건강의 기본관념과 잘못된 습관을 바꾸겠다는 마음가짐입니다. 새 술은 새 부대에 담아야 합니다. 이는 신앙생활과 같습니다. 좋은 것이 생활화되면 나쁜 것을 선택하기가 더 어려워질 것입니다.

귀한 물건이 있는 방에 보안 카메라는 물론이고, 레이저 광선 보안시스템까지 갖춰 아무도 얼씬 못하게 하고 이상이 발견되면 바로 신고해 필요한 조치를 취합니다.

생명체 안의 보안시스템은 세상의 어떤 시스템보다 더 정교하고 확실하며 자율적으로 움직입니다.

창조주는 생명체가 건강하게 일생을 살아가도록 미리 세포 속에 생명활동에 필요한 지시사항들을 준비해두었습니다.

줄사다리 같은 DNA에 4가지 염기를 조합하여 각 유전인자들이 담당할 생명활동의 지침을 입력해놓았지요.

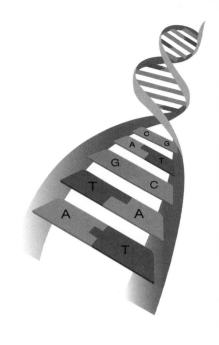

2003년 미국에서 세계의 석학들이 2만 5천 개 가량의 유전인자들의 지시사항을 판독하여 게놈 지도, 다시 말해 인간유전인자 지도를 만들었습니다.

DNA는 4개의 염기인 A아데닌, T티민, G구아닌, C시토신를 조합하여 그 속에 생명체가 건강하게 생명활동을 할 수 있는 지시사항을 마치 바코드처럼 만들어두었답니다.

그 조합의 배열에 변형이 일어나면 병이 생기고, 정확히 고치면 다시 건강을 찾을 수 있음을 알게 되었습니다.

만약 그림의 DNA가 당분대사에 필요한 인슐린 호르몬의 분비를 조절하는 정보를 가지고 있는데, 장기적인 과식으로 인하여 윗자리 배열순서 CG와 AT가 바뀌면 인슐린 분비에 혼란이 초래됩니다. 당뇨병으로 고생하게 될 것은 너무나 당연합니다.

담배를 피울 때 우리 몸의 보안시스템은 이렇게 작동합니다. 담배연기가 코에 들어옵니다. 보안시스템의 첫 반응은 반사 활동입니다. 기침이 나오게 합니다. 제발 피우지 말라고 창조주가 미리 프로그램해둔 첫 번째 경고반응입니다.

그래도 담배 연기가 계속 들어와 기관지 세포에 스트레스를 주면 파발꾼인 열 충격 단백질온도나 여러 형태의 스트레스가 갑자기 증가했을 때, 일시적으로 합성되는 단백질을 보내 인체 내의 모든 세포들에게 '불순 매연 침입!' 하고 긴급 전령을 띄웁니다. 연기 속에 발암물질이 있다는 것을 감지하면 암 담당 해결사 단백질을 출동시켜, 철저히 조사하라고 시킵니다.

만약 발암물질과 결탁한 암세포가 확인되면 수사대 경찰에 해당하는 P53 항암단백질을 출동시킵니다.

P53은 암세포에게 명예로운 최후가 될 수 있게 선택권을 줍니다. '내 손에 맞아 처참히 죽을래, 아니면 명예롭게 스스로 죽을래?' 거의 모든 암세포가 자살을 택하니 그 현상을 '세포자살'이라 합니다.

이런 상황에서도 몸의 주인이 정신을 못 차리고, 자신의 기관지와 폐를 공장 굴뚝처럼 찌들게 만들고 있다면 어떤 결과가 기다릴까요? 눈치 빠른 암세포는 재빠르게 엉망인 몸 주인의 생활상태를 감지하고 '이때다!' 하며 총공격을 시도합니다. 주인이 엉망이니 막강했던 P53 단백질의 기강도 해이해져 버립니다.

그 후 면역체계는 방위팀의 정예 돌격부대인 백혈구의 자연살생세포, 'T림프구' 세포팀을 총동원시켜 격렬한 암과의 전면전을 시작합니다. 그래도 계속 담배를 피운다면 방위팀은 녹초가 되고 5~10년 후 결국 '당신 암에 걸렸소.' 진단을 받게 됩니다.

알고 보면 병에 걸리는 것은 참 힘듭니다. 창조주는 생명체의 안전과 건강을 위해 면역력을 미리 키워두고, 앞으로의 모든 가능성에 대비하여 애프터서비스까지 철저히 준비해두었기 때문입니다. 병에 걸렸다 해도 창조주는 생명체의 건강회복을 위해 빨리 조화로운 생활습관으로 돌아오기를 간절히 원합니다.

바르게 먹고 마시고 움직이며 생각하고, 절제와 중용을 지키는 생활습관이 바로 조화로운 삶의 길입니다. 이렇게 창조주는 우리 피조물에게 수없이 많은 선택권을 주셨습니다. 당신은 어떤 생활습관을 선택하고 있습니까?

〈월간독자 Reader〉 2015년 11월호

암이 뭔지 알면 피하고만 싶은 공포의 대상이
아니라 마주 보고 진솔하게 이야기할 수 있는
친구가 됩니다. 모든 질병은 전하고 싶은
메시지를 갖고 찾아옵니다. 암이 우리에게
전하는 가장 중요한 메시지는 "당신은 휴식도 없이,
제때에 제대로 된 음식을 먹지도 않고 일에만
몰두했습니다. 지금부터라도 당신의 건강을
최우선으로 하십시오. 제발…."

암이 주는 메시지

"암입니다." 한국인이 평균 연령 81세까지 살면서 의사로
부터 암 진단을 받을 가능성은 현재 37%입니다. 미국인은
40%나 되고요.

과학자들은 계속해서 새로운 암 치료법을 찾아내고 있습
니다. 하지만 새로운 치료법이 계속 나온다는 말은 아직 완
전한 치료법이 없다는 말이기도 하지요.

암 진단과 함께 먼저 닥쳐오는 반응은 공포심입니다. 암
의 본질을 모르기 때문이지요. 암이 무엇인지를 바로 알
면 피하고만 싶은 공포의 대상이 아니라 마주 보고 진솔하

게 이야기할 수 있는 친구가 됩니다.

모든 질병은 전하고 싶은 메시지를 갖고 찾아옵니다. 암은 유전자의 돌연변이로 인한 조그만 세포 하나에서 시작합니다. 우리 몸속 세포들 중 하나가 반란의 두목이 되어 수많은 동지 세포를 모은 것이 암입니다. 착한 세포가 불량배로 변할 때는 무언가 불만이 있기 때문이지요.

어느 날 세포들이 모여 신세타령을 합니다. 먼저 간세포가 "우리 주인장이 요즘은 과음을 안 해 좀 살 것 같습니다. 그런데 만약 계속 나를 잘 보살피지 않으면 언제 내가 해까닥 변질하여 암세포라는 괴물로 변할지 몰라 나 자신이 염려스럽습니다."

그 말을 듣고 폐 세포는 "주인장께서 피우는 담배 연기 때문에 우리는 죽을 지경이라오. 날마다 굴뚝 청소하느라 모두가 녹초가 되어있답니다."

위장 세포가 듣고 있다가 "그래도 나보다는 덜한 것 같소. 주인장은 뭐가 그렇게도 바쁜지 제대로 식사도 안 하고, 그나마 먹는 것도 인스턴트식품이고, 무슨 스트레스가 그렇게도 많은지 위장이 제대로 움직이지도 못하게 합니다. 정말 미칠 것 같습니다."

그래도 세포들은 자기의 임무를 착실하게 수행하려고 노력합니다. 이때까지만 해도 겉으로 보기엔 건강합니다.

그러나 세포 중 하나가 앙심을 단단히 품고 분을 삭이질 못합니다. 착한 척하며 자신과 같은 불만을 가진 동료들을 꾸준히 모으죠. 이렇게 세포 하나에서 1cm 크기의 암이 될 때까지 3~5년 정도 걸립니다.

이때까지는 병원에서 검진을 해도 건강하다는 진단을 받을 수 있습니다. 만약 초기 진단으로 발견된다면 암 1기라며 다행으로 여깁니다.

그 시기를 지나면 반란군은 온몸 구석구석으로 첩자를 보내 가장 쉽게 점령할 수 있는 곳부터 진격하며 곳곳에 암 반란군 지부를 만듭니다. 이때가 2, 3기 암이며, 온몸에 반란군이 뿌리를 내리면 말기라 합니다.

정상세포는 일생동안 50~60번 분열하여 자신을 꼭 닮은 자손을 만들고 죽습니다. 피부세포는 피부세포로, 간세포는 간세포로 분열합니다.

하지만 돌연변이 된 암세포는 불사조처럼 죽지도 않고 흉측한 모습으로 계속 분열만 합니다. 난동을 피우면서 주인이 죽어야만 함께 죽겠다고 버팁니다.

물론 반란이 일어났을 때 공권력과 강한 군대로 진압할 수 있지만, 그에 따른 피해도 큽니다. 더 큰 문제는 불만이 있는 한 언젠가 또 반란을 일으킬 수 있다는 것이지요.

암이 우리에게 전하는 가장 중요한 메시지는 "당신은 휴식도 없이, 제때에 제대로 된 음식을 먹지도 않고 일에만 몰

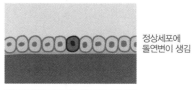
정상세포에
돌연변이 생김

두했습니다. 당신은 건
강관리를 항시 뒷전으
로 두었습니다. 지금부
터라도 고귀한 생명의
힘이 조화롭게 당신을
보호할 수 있도록 당신
의 건강을 최우선으로
하십시오. 제발….”

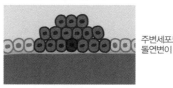
주변세포도
돌연변이

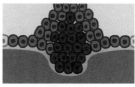
돌연변이 암세포들이
늘어남

수술, 항암제, 방사선
으로 암을 치료할 수도
있지만 재발 가능성이
큽니다. 왜냐고요? 암세
포와 같이 불만을 품고
있는 세포들, 그리고 그

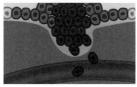
늘어난 암세포가
혈관을 타고
다른 조직으로 이동

지하조직들을 다 찾아 없애버리기는 거의 불가능하기 때문
이죠. 그리고 반란의 본부를 수술로 모두 없애버려도 당신
의 생활습관이 조화롭지 못하면 지하조직은 언제라도 다시
봉기할 수 있답니다.

조화로운 생활은 어떤 항암제보다 더 우수한 당신의 자생
력을 깨웁니다. 그것이 그들을 달래는 길이고 또 치유의 시
작입니다. 자생력이 제공하는 항암은 절대 부작용도 없을뿐

더러 언제나 무료입니다.

　암이 주는 메시지가 마치 당신을 위해 간곡히 호소하는 절친한 친구의 우정 어린 충고 같지 않습니까?

〈월간독자 Reader〉 2016년 4월호

현재 사용되는 항암제는 정상 세포와 암세포를
구분할 줄 모르는 바보들이라 적, 아군 할 것 없이
마구잡이로 피해를 줍니다. 항암제의 부작용으로
몸이 만신창이가 되기 전 조금이라도 건강할 때
조화로운 생활로 돌아오면 치유가 시작될 수 있습니다.
히포크라테스는 의료인들에게 당부했습니다.
"치료랍시고 환자에게 절대 해를 끼치지 말라."

나쁜 환자라야 산다

암의 치료에는 주로 수술요법, 항암요법, 방사선요법이
사용됩니다. 드물게는 과학적으로 증명되지 않은 대체요법
으로 병이 나았다는 환자들도 있습니다.

그런 환자를 관찰해보니 '이 방법으로 나을 수 있다.'는 믿
음과 생활습관의 조화로운 변화가 치유의 원동력이 되었다
는 것이었습니다. 이 사람들은 대체요법의 약병 속에 그냥
맹물을 담아 마셔도 나을 만큼 강한 믿음을 가졌습니다.

하지만 그런 분들은 열 명에 한 명 정도로 극소수였습니
다. 환자가 가장 편하게 받아들일 수 있는 치료법으로 결정

해야 하지만 가장 과학적으로 증명된 치료법을 선택하는 것이 최선입니다. 모든 치료의 근본 목적은 증세를 완화하여 환자의 자생력을 높이고 가장 적은 부작용으로 환자의 치유 능력을 돕는 것입니다. 어떤 치료법을 선택하든 우선해야 할 것은 조화로운 생활습관으로 되돌아가는 것입니다.

의학적 치료방법 중 가장 일찍 시작된 수술요법은 암의 본거지를 완전히 제거하는 것입니다.

위암이면 위 절제, 폐암은 폐, 간암은 간을 절제합니다. 절제된 장기의 기능을 잃어버리는 부작용은 있지만, 점점 부작용을 줄이고 최대한 회복을 돕도록 의술이 발달하고 있습니다. 이렇게 반란의 본거지를 없애고 암의 핵심간부들을 몰살시키면 반란을 잠재울 수 있습니다.

전이가 안 된 암덩어리는 수술로 제거해 완치도 기대할 수 있지요. 그런데 문제가 있습니다. 이미 타 지역에서 지부를 운영하고 있는 나머지 일당들도 일망타진해야 하기 때문입니다. 그리고 그보다 더 큰 골칫거리가 있습니다.

불만을 품고 다른 지역에 지하조직을 만들어 호시탐탐 반란의 기회를 노리고 있는 세포들이 건전한 시민 세포처럼 활동하고 있을 가능성입니다. 이 세포들은 워낙 착하게 행동하기에 어떤 검사로도 찾아낼 수 없습니다.

그 지하조직을 전향시킬 수 있는 것은 '자생력'이라는 공안팀들뿐입니다. 이 공안팀을 가장 활발하게 활동시키는 방법은 몸의 관리자인 주인이 조화로운 생활습관으로 돌아가는 것뿐입니다. 만약 암의 본거지를 없애고도 생활습관이 계속 엉망이라면 결과는 뻔합니다.

방사선 요법은 눈에 안보이는 X선, 감마선, 전자선으로 암의 세포막과 DNA를 변화시켜 치료하는 방법입니다. 뇌암, 두경부암, 자궁경부암, 림프종, 배아세포종 등에 주로 사용하며 상당한 효과가 있습니다.

하지만 아무리 암덩어리에만 작용시키려 해도 주위의 정상조직에 미치는 피해 또한 큽니다. 피로, 구강 내 염증, 탈모, 설사, 피부질환 등 빈대 잡으려다 초가삼간 태우는 부작용을 초래할 수 있습니다.

항암제 요법은 현대 의학의 가장 큰 연구대상이고 더 안전한 약을 개발하기 위해 계속 연구되고 있습니다. 그것은 다시 말해 항암제 요법 역시 많은 부작용이 있다는 뜻입니다. 항암제의 대부분은 암세포의 빠른 증식을 막는 역할을 합니다. 하지만 현재 사용되는 항암제는 정상 세포와 암세포를 구분할 줄 모르는 바보들이라 적, 아군 할 것 없이 마구잡이로 피해를 줍니다.

환자들은 입이 헐고, 소화장애, 식욕저하, 탈모, 혈구감소 등의 부작용에 시달립니다.

그래서 세포 사이를 마음껏 넘나들 수 있는 작은 크기의 나노기술을 이용해 암세포만 찾아가서 공격하는 표적 항암제 개발에 힘을 쏟고 있습니다. 그 작은 물질에 항암제를 실어 암세포에만 투약하는 것이라 일반 항암제가 눈감고 마구잡이로 쏘아대는 산탄총이라면 나노 항암제는 훈련받은 저격수가 적의 심장을 향해 발사하는 소총과 같습니다.

　그런데 나노 기술의 부작용도 서서히 드러나고 있습니다. 물질이 덩어리로 있을 땐 괜찮다가 나노 크기로 작아지면 화학반응이 일어나 성분이 변할 위험이 있기 때문입니다.
　항암제 투약이 끝나도 떠돌던 나노물질들이 정상세포의 DNA를 변화시켜 또 다른 암으로 변할 수 있다는 것입니다.
　한때 기적의 물질이라 각광 받았던 석면이 나노 입자 크기로 작아져 몸속에 들어와 폐암, 늑막암을 초래하는 것을 우리는 경험했습니다.
　아무리 좋은 항암제라도 지하의 암 조직책들을 찾아낼 수는 없습니다. 자생력의 공안팀과는 견줄 수 없다는 말입니다. 그래서 저는 수술 후 전이 가능성 때문에 항암요법을 사용하지는 않았습니다.

　한국에서는 사망 3개월 전에 30%의 환자들이 생존 기간 연장만을 목적으로 항암제를 사용합니다. 미국은 10%, 영국은 더 적습니다. 불행하게도 항암제의 부작용으로 아주 힘들게 생을 마감하는 환자들이 많습니다.

조금이라도 건강할 때 조화로운 생활로 돌아오면 치유가 시작되는데 그런 기회를 버리고 치료에만 매달려 만신창이가 되는 모습은 가족들은 물론, 의사들에게도 자신의 권고가 과연 올바른가 되묻게 합니다.

의학의 신으로 불리는 히포크라테스는 후배 의료인들에게 치료의 기본 계명을 당부했습니다. "치료랍시고 환자에게 절대 해를 끼치지 말라."

간혹, 의술은 치료라는 이름 아래 창조주가 심어놓은 치유의 자생력을 무기력하게 만들어 환자의 치유를 방해하고 있습니다. 치료법의 선택은 모든 가능성을 알고 난 후 환자자신이 확고한 판단 아래 최선의 선택이라 믿고 결정해야 합니다.

말기암을 극복한 환자들에게서 느낀 공통점은 그냥 의료진의 말에 따르는 순한 양 같은 환자보다는 꼬치꼬치 묻고 따지는, 소위 의사를 골치 아프게 만드는 환자들이라는 것입니다. 암환자들에게 저는 가끔 이렇게 이야기합니다.

"너무 착해서 암에 걸렸습니다. 살고 싶으면 나쁜 환자가 되십시오."

〈월간독자 Reader〉 2016년 8월호

D의 웃는 얼굴이 떠오를 때마다 조기 암 진단을 도와준 게 후회되기도 하고 자생력에 의한 치유는 비과학적이라며 거절했던 그가 원망스럽기도 합니다. 사랑방에 침입한 강도 같은 암이 과학적 치료라는 공권력으로 생사를 걸고 싸울 때는 살인강도가 되기도 하지만 인간적으로 조화롭게 다스릴 때는 착하고 어진 사랑방 손님으로 변하는 기적이 일어날 수 있습니다.

후회되는 조기 암 진단

첫 번째 이야기. 암과 싸운 동료 의사

젊은 후배 의사 D가 함께 일하게 되었을 때 동료들은 복덩이가 들어왔다고 기뻐했습니다.

어느 날 수술실에서 수술복을 갈아입다가 그는 자기 등에 있는 조그마한 혹을 가리키며 10년 이상 된 양성 지방종 같은데 언제 시간 나면 제거해야겠다고 했습니다.

5년 후 그는 15년 동안 동고동락한 혹을 국소마취로 간단히 제거했습니다. 그런데 조직검사 결과 육종암이라는 뜻밖의 진단이 나와 모두가 놀랐습니다.

그는 아주 냉철한 의사라 현재 사용되는 치료법은 물론 전 세계적으로 실험 중인 치료법까지 모두 연구하고 분석했습니다. 그에게 자생력에 의한 치유를 권해봤지만 과학적인 수치로 증명되지 않은 것엔 관심이 없었습니다.

그는 등의 한쪽 근육들을 거의 다 떼어내고 그곳을 메우려고 주위의 근육을 이식하는 대수술을 택했습니다. 그리고 방사선, 항암치료를 병행했습니다. 하지만 수많은 치료의 부작용으로 고생만 하다 7개월 후에 재발한 암으로 세상을 하직했습니다.

아까운 의사 D의 죽음에 이런 생각을 해봅니다. 15년 동안 말썽 없이 잘 있던 혹을 육종암인 줄 모르고 그냥 지냈다면 아직도 그는 나와 함께 웃으며 일하고 있지 않을까? 암을 적으로 생각하고 치료에만 매달리느라 암이 진정 전하고자 했던 메시지를 읽지 못한 것 아닐까?

D의 웃는 얼굴이 떠오를 때마다 가끔 나는 조기 암 진단을 도와준 게 후회되기도 하고 자생력에 의한 치유는 비과학적이라며 거절했던 그가 원망스럽기도 합니다.

사랑방에 침입한 강도 같은 암이 과학적 치료라는 공권력으로 생사를 걸고 싸울 때는 살인강도가 되기도 하지만 인간적으로 조화롭게 다스릴 때는 착하고 어진 사랑방 손님으로 변하는 기적이 일어날 수 있습니다.

두 번째 이야기. 암 진단에 넋이 나간 환자

술고래인 37세 H는 알코올성 췌장염으로 두세 달에 한 번씩 꼭 응급실에 실려옵니다. 그때마다 일주일 정도 치료받고 지키지 못할 금주를 맹세하며 퇴원하기를 반복했습니다.

제가 인턴 수련을 받을 때 그가 응급실에 또 실려왔습니다. 아주 명석한 동료가 그 환자를 진료했고 다음 날 아침 수련의 회의에서 진료보고를 했습니다.

재발한 췌장염뿐만 아니라 오른쪽 사타구니에 림프선이 좀 부어 있어 만성 염증 같다고 했습니다. 수련의 주임이 어떻게 조직검사도 안하고 알 수 있는지 묻자 그는 바로 외과에 조직검사를 의뢰하겠다고 대답했습니다.

그러나 환자는 조직검사를 거부했습니다. 동료 인턴은 환자를 찾아가 검사를 받아야 할 이유를 조리 있게 설명했습니다. 결국 환자는 퇴원 이틀 전 끌려가다시피 억지로 조직검사를 받았고 결과는 예상치 못한 악성 림프암이었습니다.

그날 아침 회의에서 동료 인턴은 찬사를 받았습니다. 모르고 지나쳤을 암을 이렇게 조기 진단할 수 있게 된 것은 환자에게 큰 복이라고 했습니다.

그런데 정작 환자는 암이란 소식을 듣고 넋이 나가버렸습니다. 앞으로 시작할 항암 요법과 방사선 요법을 설명해줘도, 치료가 시작돼도 시키는 대로 끌려다니며 해주는 대로 치료받고는 멍하게 침대에만 누워있었습니다.

그는 혼이 빠져나간 바보처럼 항암, 방사선 치료를 받다가 입원 2주일 후 항암제 부작용인 급성 모혈구 감소증으로 인한 전신출혈로 세상을 떠났습니다.

만약 그 환자가 췌장염 치료만 받고 퇴원했다면 그 후 몇 번 같은 증세로 입원과 퇴원을 반복하며 살고 있을지도 모릅니다.

잠자고 있는 호랑이를 깨워서 싸워야 하나? 눈뜬 호랑이를 보고 기절할 바에는 깨우지 않는 것이 더 현명해 보입니다. 호랑이에 물려가도 정신만 차리면 산다는 속담이 떠오릅니다.

세 번째 이야기, 항암치료를 거절한 어부

미국 서부해안에 살고 있는 K는 55세의 노련한 어부입니다. 평생 바다에서 고기를 잡아 생계를 꾸려온 그가 어느 날 장폐색 증세로 검사를 받았습니다. 암 덩어리들이 배 안을 꽉 메우고 있어 손을 쓸 수 없는 말기암이었습니다.

6개월 정도 살 수 있을 것이란 의사의 말이 귓전에 메아리칩니다. 항암제와 방사선 치료를 권유받았지만 항암치료를 받으며 고생하던 친구가 생각나 거절했습니다.

해변가를 따라 집으로 오는 길, 평생 보아온 파란 바다를 바라봅니다. 그런데 그날의 바다는 고기잡이하던 생활의 터전이 아니라 생명의 보금자리로 느껴지는 것이었습니다. 자연 속에 녹아드는 느낌이 그토록 포근한 줄 몰랐답니다.

해초가 파도에 밀려옵니다. 김과 해초를 먹는 동양인을 미개하다고 여겨온 그였지만 그날은 어쩐지 그 해초가 먹고 싶다고 몸이 말하는 것 같았습니다.

해초를 입에 넣어보니 씹을수록 생명의 힘이 나오는 것 같았답니다. 6개월의 시간을 그냥 바닷가를 걸으며 해초를 따고, 먹을 만큼만 낚시하고, 날마다 새로워 보이는 바다와 이야기하며 지냈습니다.

날마다 마시던 콜라가 역겹게 느껴지고 생수가 더 입맛에 당겼습니다. 담배 냄새가 고무 타는 냄새로 변했습니다. 그렇게 좋아하던 흰 빵보다 통밀빵이 더 당기는 것이 이상했습니다. 설탕이 너무 달게 느껴졌습니다. 음식들이 차츰 정제 안된 것으로 바뀌었습니다.

바다는 날마다 새로운 모습으로 생명의 이야기를 들려줍니다. 흩어지는 파도 속에 미웠던 얼굴들도 사라져버렸습니다. 자신은 자연의 일부이고 자연 속의 모든 것이 하나인 것 같습니다. 바다와 하늘과 구름을 벗 삼아 산 지 6개월이 지나고, 1년, 5년, 10년이 지났습니다.

입에서 입으로 소문이 나면서 기적과 같은 그의 회복이 어떻게 일어났나 병원에서 역학조사를 시작했습니다. 해초에 있는 후코이단 덕분인가 했지만 다른 환자들에게는 효과가 없었습니다. 소위 과학적이라는 역학조사는 가족력, 환경, 바뀐 음식, 치료법 등에 중점을 둡니다.

마음이 변하면 세상이 변하고 질병도 변한다는 것을 측정할 수 있는 도구는 아직 없습니다. 하지만 마음이 자연처럼 조화롭게 흐르면 암이란 질병도 자연처럼 조화롭게 된다는 사실을 보여주는 사례는 많습니다. 모두가 기적이라 하지만 기적은 로또에 당첨되는 행운이 아닙니다.

치유의 기적은 준비된 마음의 옥토에서만 꽃을 피웁니다. 그리고 옥토는 조화로운 마음이란 거름으로 일구어지고 그 꽃이 자생력입니다. 부정적인 마음이 치유를 포기하는 것이라면 긍정적인 마음은 치유의 시작입니다.

<월간독자 Reader> 2016년 9월호

자연사한 사람의 15%가 암을 지니고 있었답니다.
암을 적으로 대하는 것은 목숨 걸고 싸워보자는
도전이고, 친구로 대하는 것은 서로 잘 지내보자는
협상입니다. 비록 전쟁이 일어난다 해도 협상을 통해
휴전할 수도 있습니다. 암은 당신의 생활습관에 따라
변하는 야누스 같습니다. '전쟁이냐 평화냐.'
당신이 어느 쪽으로 열쇠를 돌리는가에 따라…

암과의 협상

  암은 변덕쟁이입니다. 같은 암이라도 주인장의 생활습관에 따라 어떨 때는 마구잡이로 칼을 휘두르며 덤벼드는 불한당이 되기도 하고, 칼을 쥐고도 세상모르게 잠들어있어 주인도 감지 못한 채 그냥 함께 살아가기도 합니다.

  통계에 의하면 자연사한 사람의 15%가 암을 지니고 있었답니다. 사망하기 전까지 아무 증세가 없었고 누구나 인정하는 건강한 사람들이었습니다.

  만약 정기 검진으로 자신이 암을 지니고 있다는 것을 알았다면 어떻게 되었을까요? 치료를 받아 더 건강해지고 행복했을까요? 쉽게 답을 내리기 힘듭니다.

　제가 알던 어떤 두 분은 건강하게 일생을 살다가 돌아가셨는데 사후에 부검을 하다 우연히 장기에서 큰 암 덩어리가 발견되었습니다. 이 두 분의 삶에는 공통점이 있었습니다. 두 분 모두 힘든 일도 많이 겪었지만 잘 받아들이고 재미있게 활동적으로 사셨다는 것입니다. 조화로운 생활이 자신도 모르게 자생력을 활발하게 만들어 이미 생긴 암을 다스리며 함께 살 수 있었던 원동력이 된 것이지요.

　암의 조기진단은 중요합니다. 조기진단으로 빨리 치료를 받고 많은 환자들이 회복의 기쁨을 누립니다. 그러나 현대에 갑상선암, 유방암이 더 많아진 이유 중의 하나가 검사법의 발달로 일찍 찾아내기 때문이기도 합니다.
　암을 아무리 조기에 발견하여 치료를 받았다 해도 재발 가능성 때문에 오랜 기간 정기적인 검사를 합니다. 그런 사람들은 다음 검사에서 완치판정을 받을 때까지 마음을 졸이고 삽니다.
　유방암을 조기 발견하여 치료받은 어느 환자는 자기의 생활을 이렇게 고백합니다. "내 삶은 다음 검사에서 의사로부터 '깨끗합니다.'라는 말을 들으려고 사는 것 같다."

　암 치료 후유증이 만만치 않기 때문에 성미가 좀 순한 암의 경우 대대적으로 치료해야 할 것인지 의문인 경우가 있습니다. 그중 하나가 전립선암입니다. 현대 전립선암의 진단은 PSA전립선 특이항원라는 혈청검사 결과가 양성인 환자를 대상으로 조직검사 등 여러 방법을 동원합니다. 그래서 암으로 확진되면 빠른 조기치료를 권합니다.

90% 이상의 환자들이 전립선 제거술 또는 방사선치료 등을 미루지 않고 받습니다. 그러나 수술과 방사선 치료로 오는 크고 작은 부작용이 만만치 않습니다.

최근 통계에 의하면 30% 이상의 환자들이 발기부전 등 치료 부작용에 시달리고, 수술환자 200명 중 한 명이 수술 합병증으로 30일 이내에 사망합니다. 그래서 통증이 없는 환자들은 조기치료를 거부하기도 합니다.

2012년 미국 국립 암 연구소에서 세계의 전문가들에게 의뢰하여 10년에 걸쳐 비교·연구한 조기 전립선암의 여러 치료법과 그 결과를 발표했습니다.

가장 권위 있는 기관에서 발표한 결과는 많은 사람들을 놀라게 했습니다. "조기 발견한 전립선암을 치료하나 안하나 10년 후의 생존 결과는 같다. 오히려 치료를 안 받은 환자들이 치료 부작용으로 오는 고생이 없어서 삶의 질이 더 자유롭고 편한 것 같다."

하지만 이 결과가 암 치료는 필요 없다고 비약될까 걱정하여 이렇게 충고했습니다. "암의 진행 상황을 관찰만 하는 것도 선택할 수 있는 방법의 하나이다. 하지만 그것을 선택했다면 항시 능동적인 검사로 진행 상황을 판단해야 한다."

　암 덩어리가 있다는 것을 모르고 사는 사람은 암이 있다는 것을 알고 치료받은 사람들보다 더 자유롭게 살 수도 있습니다. 현대 의학으로 치료가 불가능하다고 포기한 말기 암 환자들이 간혹 기적처럼 완치되는 것을 봅니다. 조화롭게 변한 생활습관과 몸 안의 암이 어떤 관계를 맺고 있는가가 결정적인 이유입니다.

　암을 적으로 대하는 것은 목숨 걸고 싸워보자는 도전이고, 친구로 대하는 것은 서로 잘 지내보자는 협상입니다. 비록 전쟁이 일어난다 해도 협상을 통해 휴전할 수도 있습니다. 이처럼 암은 당신의 생활습관에 따라 변하는, 마치 전쟁과 평화의 두 얼굴을 가진 로마 신화의 야누스 같습니다.

　포악한 독재자가 국민들에게는 공포의 대상일 수도 있지만, 자신의 귀한 공주에게는 자상한 아버지일 수도 있습니다. '전쟁이냐 평화냐.' 당신이 어느 쪽으로 열쇠를 돌리는가에 따라 암은 당신과 적이 되어 싸울 수도 있고, 친구가 되어 함께 살 수도 있습니다.

〈월간독자 *Reader*〉 2016년 12월호

치유로 이끄는
물과 채식

인체도 기본 대사활동을 위해 하루에 2리터의
물을 사용하고 배설합니다. 그러니 이렇게 사용된
2리터의 물을 날마다 보충해야 합니다. 뉴욕시에서
물 품평회를 했습니다. 내로라하는 명사와 요리사들,
시민들에게 물의 출처를 숨기고 수많은 물을
시음하게 하여 투표한 결과 놀랍게도 뉴욕시의
수돗물이 최고의 물로 선정되었습니다.

어떤 물을 마실까?

　지구가 파란 것은 70%가 물이기 때문입니다. 땅에 물이
있는 게 아니라 물속에 땅이 있습니다. 지상의 모든 생명체
는 물질과 물과 생명의 힘으로 만들어진 것입니다. 물이 없
으면 생명체도 없습니다.

　인체도 기본 대사활동을 위해 하루에 2리터의 물을 사
용하고 배설합니다. 소변으로 1.5리터, 호흡과 땀으로
400~800cc, 그리고 대변으로 100cc. 그러니 이렇게 사용
된 2리터의 물을 날마다 보충해야 합니다.

　물의 종류를 따질 필요는 없습니다. 가장 이상적인 물은

북극의 빙하수로 분자가 6각을 이룬 육각수인데, 그렇다고 북극에 갈 필요는 없습니다. 모든 깨끗한 생수, 그리고 검증된 도시의 수돗물은 모두 육각수이기 때문입니다.

에모토 마사루 박사는 '물은 살아있어서 사람의 마음을 느끼고 기도도 듣는다.'는 연구결과를 발표했습니다. 물을 향해 아름다운 이야기를 하고 간절히 기도하면 물의 결정체가 변하는 것을 실제 사진으로 증명한 것입니다.

공해에 찌든 물의 분자는 2각이나 3각 구조로 불규칙합니다. 그 물을 보고 정성을 다해 기도하고 이야기하면 불규칙한 물 결정이 6각으로 변합니다. 한번 육각수는 차가워져도, 끓여도 육각수입니다.

언젠가 뉴욕시에서 물 품평회를 했습니다. 내로라하는 명사와 요리사들, 일반 시민들에게 물의 출처를 숨기고 수많은 물을 시음하게 하여 투표한 결과 놀랍게도 뉴욕시의 수돗물이 최고의 물로 선정되었습니다.

깨끗한 생수를 감사한 마음으로 기도하면서 하루 2리터 이상 마십시다. 나간 만큼은 채워야 하는 것이 이치가 아니겠습니까?

긴 가뭄으로 갈라진 땅을 치유할 수 있는 방법은 충분한 빗물입니다. 그런데 가뭄 현상은 현대인들에게도 나타나고 있습니다. 물을 마시지 않는 생활습관이 자신도 모르게 인체에 만성탈수증을 일으키는 것입니다.

만성탈수증세는 피부 세포만 마르게 하는 게 아니라 모든 세포에 피해를 끼쳐 관절, 소화기관, 비만, 혈관병 등 수많은 질병의 원인이 됩니다.

아침에 마시는 물 한 잔은 많은 질병을 없애는 천연 백신일 뿐 아니라 아름다운 피부를 위한 최고의 화장품입니다. 현대인들은 가까이 있는 '물'이란 행복은 못 보고 '건강'이란 이름의 무지개를 잡으려 합니다.

만성탈수의 원인은 무엇일까요?

첫째는 문명의 발달에 비례하여 늘어나고 있는 스트레스입니다. 스트레스 때문에 나오는 호르몬은 탈수를 조장하고, 탈수는 세포에 또다시 스트레스를 주는 악순환이 계속됩니다. 그 결과 나타나는 부조화가 쌓여 결국엔 병으로 나타나는 것입니다.

둘째는 물에 대한 무관심입니다. 현대 의학이 질병의 연구와 모든 검사를 수치에만 집중하기 때문입니다. 피검사를 하면 혈구 수, 당, 콜레스테롤 등 핏속의 20~30%도 안 되는 용질의 수치에만 관심을 두고 70~80%인 물에는 무관심합니다. 아무리 용질의 수치가 정상이라 해도 그것을 운반하는 물이 말라 있으면 유통과정은 순조롭지 않습니다. 결국 세포의 영양공급과 배설에 빨간불이 켜지는 것입니다.

셋째는 물이 아닌 청량음료, 차, 커피 등을 즐기는 생활습관입니다. 2009년 통계에 의하면 미국인이 1년에 소비하는 청량음료는 1인당 연 800잔입니다. 소비량은 세월이 갈수록 증가했고, 불행하게도 전세계로 퍼져나가고 있습니다. 가공 음료 속 카페인은 이뇨작용으로 탈수를 더 부추기고 방부제의 독성은 세포에 스트레스를 가중시킵니다.

다이어트 제품에 사용하는 인공감미료 '아스파탐'은 사춘기 소녀들의 유방 젖샘을 자극하여 유방암의 원인이 되기도 합니다.

물의 섭취가 부족하다 보니 갈증의 신호를 뇌에서 잘못 해석하는 혼란이 일어납니다. 우리 뇌 속의 갈증 정보센터는 배고픔을 느끼는 '허기 정보센터'와 같은 사무실을 사용하고 있습니다. 그중 갈증 정보센터의 관리자가 항상 선임이지요.

그런데 조화로운 삶에서 벗어난 생활습관은 뇌의 '갈증 정보센터'를 무능한 기관으로 만들어버립니다. 그래서 갈증 담당 관리자가 제 역할을 못하고 있으면 곁에 있던 배고픔 담당 관리자가 대신 갈증 신호를 받게 됩니다.

그러면 목마른 신호를 배고픈 신호로 착각하여 주인장에게 냉장고 문을 열고 음식부터 찾게 만듭니다. 이렇게 만성 탈수는 비만을 부추기는 하나의 원인이기도 합니다. 배고플 땐 물부터 한 잔 마시는 게 순서입니다. 아침의 첫 시작은 물 한 잔 마시는 습관과 함께하십시오.

몸에 물이 부족하면 인체에서 배급을 시작합니다. 뇌, 혈액 등 생명활동에 가장 중요한 곳에 먼저 물을 보내고 침샘이 있는 입, 피부는 그다음이지요. 그러니 목이 마르다는 갈증 신호가 왔을 땐 탈수의 시작이 아니라 이미 탈수가 진행된 상태입니다.

　그래서 갈증은 목을 축일만큼 물을 마시라는 신호가 아니라 '수분공급이 많이 필요하니 물을 지속적으로 충분히 공급해주십시오.' 하는 간절한 몸의 외침입니다.

　하루 2리터 이상의 물을 마시는 생활습관은 자신도 모르게 일어난 만성탈수를 치유하는 유일한 방법입니다. 2리터의 물은 많은 질병이 미끄러지듯 당신을 피해가게 할 것입니다.

〈월간독자 Reader〉 2015년 12월호

생수가 산성인 데다 산성비까지 내려 우리 몸을
산성체질로 만든다고 걱정하는 분들이 많습니다.
그 틈을 타 '알칼리수, 이온수를 마시고 몸을
중성으로 만들어 건강해집시다.' 하며 수많은 이온수,
알칼리수 제조기들이 손짓하고 있습니다. 자연에서
만들어진 모든 생수는 약한 산성이지만 그렇다고
우리 몸을 산성으로 만들지는 않습니다.

생명을 깨우는 물

생명체는 세 가지가 꼭 있어야만 살 수 있습니다. 물과 물
질, 그리고 생명의 힘입니다.

생명체는 세포가 하나하나 모여서 이루어집니다. 벽돌집
의 기본이 한 장의 벽돌인 것과 같습니다. 벽돌집은 땅 위
에 짓지만 세포는 물 위에 지어놓은 수상가옥과 같아 모든
공급과 유통은 수상교통으로 이루어집니다. 토담벽이 흙과
돌, 그리고 물로 만들어지듯이 물은 세포막이 만들어질 때
접착제 역할을 하여 세포막을 단단하게 합니다.

세포막 곳곳엔 출입문이 있고 수문장이 지키고 있어서 필

요한 양 만큼의 물과 물질을 받아들이고 그 이상은 퇴짜를 놓습니다. 특히 콜레스테롤과 당분은 철저히 검사합니다. 만약 수문장이 제 역할을 못 한다면 물질대사에 문제가 생길 것입니다.

생명체의 모든 공급과 유통 그리고 폐기물 운송은 물이 몸 안에 일정한 양을 채우고 있을 때 원활히 이루어집니다. 만약 만성탈수현상으로 물이 모자라면 이 유통과정은 휴일에 꽉 막힌 고속도로처럼 체증이 생깁니다. 그러면 세포는 영양분을 제때에 공급받지 못해 영양실조에 걸립니다.

물은 세포의 노폐물을 운반하는 하수 역할도 합니다. 흐르는 물이 충분해야 노폐물 운반도 원활해지는데, 물이 모자라면 폐기물 처리가 안되니 쓰레기가 넘쳐납니다. 또 물은 잠자는 생명체를 깨웁니다. 죽은 듯이 보이는 마른 콩에 물을 주면 생명의 에너지를 받아들여 새싹이 나는 것처럼 말입니다.

물은 인체 구석구석을 매끄럽게 하는 윤활유 역할도 합니다. 관절을 원활히 움직이게 하는 관절액의 90%가 물입니다. 그런데 물이 부족하면 관절액의 원활한 유통에 장애가 와 1급 품질의 윤활유가 2급, 3급으로 떨어집니다. 물 부족은 관절의 마찰 부분을 빨리 닳아 없어지게 해 관절염의 원인이 됩니다.

관절뿐만이 아닙니다. 위장에서 나오는 살균제인 위산

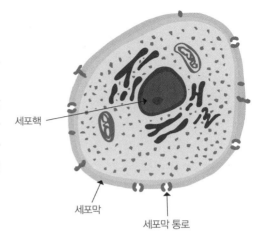

세포핵

세포막

세포막 통로

은 쇠도 녹일 정도의 강한 염산입니다. 그렇게 강한 염산을 담고 있는데도 위벽이 상하지 않는 이유는 위벽을 덮고 있는 점액 때문입니다.

점액의 80% 이상은 물입니다. 물이 부족하면 점액의 질도 떨어져 위벽이 약해지고 위염을 유발하는 헬리코박터 같은 병균이 자라기도 쉬워집니다. 결국 수분 부족은 위염, 위궤양으로 이어질 수 있습니다.

80% 이상이 물로 이루어진 혈액의 양은 혈압에 영향을 미칩니다. 탈수로 인해 혈액이 진해지고 끈적끈적해지면 고혈압, 혈관병 등의 원인이 됩니다.

하루 생수 2리터는 몸의 대사과정에서 소모된 수분을 다시 채워주는 필수 보충량이며 건강을 지키는 가장 손쉬운 방법입니다.

한편 모든 생수가 산성인 데다 산성비까지 내려 결국 우리 몸을 산성체질로 만든다고 걱정하는 분들이 많습니다.

그 틈을 타 '알칼리수, 이온수를 마시고 몸을 중성으로 만들어 건강해집시다.' 하며 수많은 이온수, 알칼리수 제조기들이 당신에게 손짓하고 있습니다.

자연에서 만들어진 모든 생수는 공기 중의 이산화탄소가 녹아들어간 약한 산성이지만 그렇다고 우리 몸을 산성으로 만들지는 않습니다.

물은 우리 몸에 들어오면 식도를 통해 첫 기항지인 위장에 모입니다. 위장에서는 쇠도 녹일 수 있는 강한 위산을 분비하여 먹고 마신 모든 음식들을 혼합하고 살균합니다.

약한 산성의 생수는 강한 위산의 농도에 아무 영향을 주지 않습니다. 마치 쨍쨍 비추는 태양 아래 촛불과 같지요. 위장에서 살균 혼합된 내용물은 소장으로 내려가 췌장에서 생산된 강한 알칼리 용액을 만나 중성으로 변합니다. 따라서 알칼리수를 마셔도 인체를 알칼리 체질로 변화시키지는 못합니다. 위산을 중화시킬 만큼 강한 알칼리 물은 악명 높은 양잿물뿐입니다.

창조주는 필요에 따라 산성, 알칼리성, 중성 용액의 적절한 사용법을 유전인자에 새겨두었습니다. 만약 생명체에게 알칼리수가 필요하다면 생수를 약한 알칼리수로 만들었을 겁니다.

산성비 때문에 우리 몸이 산성으로 변하니 알칼리수를 마셔야 한다고 주장하는 광고들이 많지만 인체에 피해를 주는 것은 빗물이 아니라 빗물을 산성화시키는 대기오염입니다.

자동차, 발전소, 공장 매연의 산화질소와 이산화황 등 대기오염 물질이 산성비를 만들고 산성비에 노출된 수목과 토질, 물이 2차적 피해를 입는 것이지 빗물이 산성이라서 우리 몸이 산성으로 변하는 것은 아닙니다.

산성으로 오염된 공기를 마시면 천식과 기관지염을 일으킬 수 있지만 산성비로 목욕을 하거나 마셔도 우리 몸을 산성체질로 만들지는 못합니다.

창조주가 만든 자연은 있는 그대로가 가장 아름답습니다. 마치 수만 년을 흐르는 물이 만들어낸 수석의 아름다움과 같습니다. 그 아름다움은 자연 그대로 조화롭기 때문이고 조화로움은 건강하다는 뜻입니다. 자연 생수를 구태여 알칼리수로 만들겠다는 것은 자연으로 다듬어진 아름다운 수석을 손으로 더 다듬으면 더 멋질 것이라는 착각과 같습니다.

〈월간독자 Reader〉 2016년 3월호

덜 정제되고 덜 가공된 먹거리가 가장 우리 몸에
필요한 것들입니다. 현미와 통밀의 영양분 중 95%가
껍질, 미강, 쌀눈 그리고 섬유질에 있는데, 이런 것을
모두 깎아버린 찌꺼기가 백미와 흰 밀가루입니다.
흰쌀밥을 먹을 때 이렇게 생각해보세요. "나는 현미의
쓰레기를 먹고 있는 바보구나." 그런데 우리는 자연의
완벽한 탄수화물 그릇을 인공적으로 더 부드럽고
깔끔하게 한다고 정제와 가공이라는 이름으로 가짜
탄수화물을 만들기 시작했습니다.

먹는 음식이 바로 나

　오늘 내 모습은 내가 어제까지 먹은 음식에 의해 만들어
진 것입니다.

　식품과학은 쉬지 않고 발전하고 있습니다. 하지만 비타
민, 미네랄, 항산화제 등의 양과 수치에만 중점을 두고, 성
분의 함량에 따라 좋은 식품과 나쁜 식품으로 구분 지으려
해서 먹거리 하나하나가 지닌 그만의 고유한 필요성에는 별
로 관심이 없습니다. 마치 남녀관계의 기본은 사랑인데 미
모, 배경, 학력, 경제력에 중점을 두고 사람을 평가하는 현
대의 사회 풍조 같기도 합니다.

자연 속에 존재하는 모든 먹거리는 다 존재 이유가 있습니다. 고고학에 따르면 최초의 인류는 아프리카에서 시작되었다고 합니다. 좋은 기후에서 자라는 충분한 식물들로 원래 인류는 채식을 하며 살아가도록 만들어진 것 같습니다.

그 후 북쪽, 유럽 등지로 이동이 시작되면서 식물만으로는 부족해 육식도 할 수 있게 체질이 약간 바뀌었습니다.

그래서 인간의 DNA에 입력되어있는 유전인자는 채식만으로도 조화로운 생명활동을 할 수 있게 꾸며져 있지만, 육식만으로는 힘들게 되어있는 것 같습니다. 한마디로 인체는 채식에 더 적합하게 창조된 것이지요.

요즘 퀴노아, 아사이베리, 블루베리 등 소위 수퍼푸드라는 건강식품이 많습니다. 척박한 남미의 깊고 높은 고지에서 경작되는 퀴노아는 탄수화물에 단백질까지 풍부한 영양 덩어리입니다.

아사이베리는 브라질 밀림에서 주로 경작되는 야자나무의 열매로 항산화 물질이 듬뿍 들어있고, 블루베리 역시 항산화 물질인 안토시아닌이 풍부합니다.

그런데 퀴노아는 척박한 남미 고지의 열악한 환경에 사는 사람을 위해 자연이 마련해둔 작물입니다. 아사이베리도 아마존 생명체에게 필요한 항산화제를 자연이 준비해둔 것입니다.

하지만 식품과학의 함량조사에 매료된 소비자들을 겨냥

한 식품회사들의 광고, 그리고 '유명인사 누가 먹는다더라.' 하는 입소문을 타고 대량으로 생산되기 시작해 남미의 산지는 개간이란 이름으로 파괴되고, 아마존의 원시밀림은 아사이베리 경작지로 바뀌며 황폐해져가고 있습니다.

이렇게 재배된 퀴노아, 아사이베리는 그것이 가장 필요한 현지 주민들이 아닌 대형 식품회사들의 선반을 채우고 마치 건강의 수호신처럼 소비자를 찾아가고 있습니다.

자연은 그 지역에서 경작되는 식품 속에 그 지역의 생명체에게 필요한 모든 것을 고루고루 담아놓았습니다. 옛 선조들은 그 지혜를 '신토불이'라고 했습니다.

하와이에서는 블루베리가 잘 자라지 않습니다. 대신 하와이나 오키나와 섬의 고구마는 자색으로 안토시아닌이 풍부합니다. 하와이 주민들에게 블루베리 대신 고구마를 통해 안토시아닌을 취하라는 자연의 배려 같습니다.

어디에 살고 있든 그 지역에서 생산되는 먹거리를 골고루만 먹으면 됩니다. 만약 자신이 수입 식품에 둘러싸여 있다면 한번 생각해볼 일입니다.

창조주는 사람들이 서로 사랑하며 나누어 먹으면 부족함이 없게 누구나 쉽게 구해 먹을 수 있는 먹거리를 준비해두었습니다. 특효약인 양 둔갑된 귀하고 비싼 음식들은 사실상 그렇게 필요한 것이 아닙니다. 산삼보다 무, 당근을

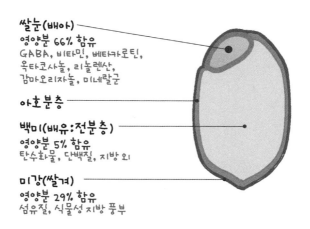

쌀눈(배아)
영양분 66% 함유
GABA, 비타민, 베타카로틴,
옥타코사놀, 리놀렌산,
감마오리자놀, 미네랄군

아호분층

백미(배유:전분층)
영양분 5% 함유
탄수화물, 단백질, 지방 외

미강(쌀겨)
영양분 29% 함유
섬유질, 식물성 지방 풍부

더 쉽게 구할 수 있는 것은 사람들에게 무엇이 더 필요한가를 알려주는 증거입니다.

되도록 덜 정제되고 덜 가공된 먹거리가 가장 우리 몸에 필요한 것들입니다. 현미와 통밀의 영양분 중 95%가 껍질, 미강, 쌀눈 그리고 섬유질에 있는데, 이런 것을 모두 깎아버린 찌꺼기가 백미와 흰 밀가루입니다.

흰쌀밥을 먹을 때 이렇게 생각해보세요. "나는 현미의 쓰레기를 먹고 있는 바보구나." 곡물, 과일, 견과류, 채소와 같은 식물성 식품은 태양 에너지로 포도당이라는 건전지를 만들어 담아둔 탄수화물 그릇들입니다.

그 다양한 그릇에는 에너지를 내는 열량 외에도 생명활동에 필요한 영양분과 대사활동의 폐기물을 처리하는 섬유질 등이 담겨있어 그대로 먹기만 하면 에너지 공급, 영양공급에 노폐물 배출까지 끝내줍니다.

그런데 우리는 자연의 완벽한 탄수화물 그릇을 인공적으로 더 부드럽고 깔끔하게 한다고 정제와 가공이라는 이름으로 가짜 탄수화물을 만들기 시작했습니다. 대량생산과 정제, 가공기술이 발달하면서 현미는 백미로, 통밀은 흰 밀가루로 사람들의 입맛을 변화시켰습니다.

그리고 음식의 신선도를 유지하기 위해 방부제와 화학첨가물을 넣습니다. 하지만 가공하거나 정제한 탄수화물은 서서히 몸의 조화를 깨뜨리고 질병은 그 틈을 노립니다.

미국 정부에서 미국인의 가장 큰 건강문제 중 하나인 비만을 다스리기 위해 여러 나라의 음식들을 비교 연구한 결과 미국인이 유럽이나 동양인에 비해 지방질 음식을 많이 먹는 반면 탄수화물 섭취량은 적고, 운동량도 부족한 것을 알았습니다.

1995년 미 정부는 육류를 적게 먹고, 대신 탄수화물을 많이 섭취하라는 장려운동을 시작했습니다. 그런데 미국인에게 익숙한 탄수화물 음식인 파스타를 많이 먹자 비만이 더 늘어나 '파스타 비만'이란 새로운 용어가 생겨났습니다. 정부의 식생활 개선 지침이 크게 잘못됐다는 것이 10년 후 확연히 나타났습니다.

탄수화물이라고 다 같은 탄수화물이 아닌 것이지요. 미네

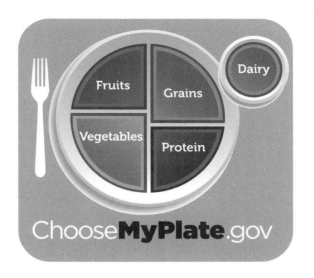

ChooseMyPlate.gov

랄과 섬유질은 대부분 버리고 정제, 가공을 거친 흰 밀가루
는 마치 열량만 남은 설탕 덩어리와 같아 살만 더 찌게 됩니
다. '진짜 탄수화물' 통밀과 정제된 '가짜 탄수화물' 흰 밀가
루가 얼마나 다른지를 10년 후에야 깨우치게 된 것입니다.

2005년 정제하지 않은 곡물, 채소, 과일의 섭취량을 늘리
라는 새로운 장려운동이 나오고, 2011년엔 미셸 오바마 영
부인의 후원 아래 '내 접시'라는 포스터가 나왔습니다.

접시 그림처럼 식단을 채소 40%, 통곡물 30%, 단백질
20%, 10%의 과일로 구성하고 약간의 유제품을 곁들이라는
쉬운 내용입니다.

정제, 가공된 탄수화물을 먹을수록 당신은 편한 맛에 중

독되어 열량만 늘어나 쉽게 비만이 되고 질병이 문을 두드리게 됩니다.

아직도 흰 쌀밥, 흰 빵만을 고집하십니까? 아무리 식품과학이 발달해도 변치 않는 먹거리의 진리는 덜 정제되고 덜 가공된 자연식품을 골고루, 그리고 약간 모자란 듯, 기쁜 마음으로 먹는 것입니다. 오늘의 조화로운 음식과 생활습관이 내일의 건강한 당신 모습을 만들어냅니다.

〈월간독자 Reader〉 2017년 1월호

데니스 버킷은 어릴 때 한쪽 눈을 다쳐 애꾸눈이
됐어도 꼭 외과 의사가 되고 싶어 자격증을 땄지만
받아주는 병원은 없었고, 애꾸눈 의사의 칼에
몸을 맡기겠다는 환자도 없었습니다. 그러다 군의관
부족에 시달리던 영국군대에서 일하게 되었지만,
제대 후 다시 일할 수 있는 곳은 없었습니다.
그는 선교 의사로 우간다에서 의사로서의
재능을 마음껏 펴기 시작했습니다.

똥박사 버킷 이야기

아일랜드에서 태어난 데니스 버킷은 어릴 때 한쪽 눈을
다쳐 애꾸눈이 되었습니다. 그래도 꼭 외과 의사가 되고 싶
어 우여곡절 끝에 자격증을 땄지만 그를 받아주는 병원은
없었고, 애꾸눈 의사의 칼에 몸을 맡기겠다는 환자도 없었
습니다. 그러다 2차 대전이 일어나 군의관 부족에 시달리던
영국군대에서 일하게 되었지만, 제대 후 다시 일할 수 있는
곳은 없었습니다.

자신을 필요로 하는 곳을 찾아가 봉사하는 것이 자신의
사명임을 느낀 그는 선교 의사로 우간다에 파견되어 원주민

들과 어울려 살면서 의사로서의 재능을 마음껏 펴기 시작했습니다.

학문적으로 깊이 파고드는 것보다는 직관력이 더 뛰어났던 그는 두 가지 큰 업적을 남겼습니다. 임상적으로 아프리카 어린이에게 많이 발병하는 구강암을 정리한 것과 섬유질이 건강에 미치는 중요성을 알린 것입니다.

그는 우간다 원주민들이 영양실조, 감염 등의 병으로 고생하는 반면 서양에서 흔한 심혈관질환, 담낭염, 당뇨병, 소화기질환은 거의 없다는 것을 발견했습니다.

어느 날 아침 일찍 밖에 나가 심호흡을 하는데 구수하고 퀴퀴한 냄새가 코를 찔렀습니다. 사방을 살피니 집에 변소가 없는 원주민들이 들판에서 시원하게 배설을 하고 있었습니다. 그들이 떠나고 난 후에 가보니 큼직한 대변들이 탐스럽게 쌓여있었습니다. 가끔 산책하다가 본 적이 있는 큼직한 대변 더미를 코끼리의 배설물이라고 생각해왔던 그는 깜짝 놀랐습니다.

그는 직관적으로 서양 사람들에게 많은 질환이 원주민에게는 없는 이유가 대변의 크기와 관련이 있으리라 믿었습니다. 그리고 대변을 산더미로 만든 것이 섬유질이란 것을 깨달았습니다.

그가 여러 가지 조사를 통해 얻은 결론은 서구에서는 흔한 질병들이 아프리카에서는 적은 이유가 음식과 생활습관 때문이라는 것입니다. 영양과 섬유질을 가장 많이 품고 있는 겉 부분을 정제하고 남은 찌꺼기 곡물만을 먹는 서양의 식생활이 소화기질환, 심혈관질환 등의 주요 원인이라는 것을 알았습니다.

〈섬유질을 잊지 마세요Don't Forget Fibre in Your Diet〉라는 그의 저서는 당시 세계적인 베스트셀러가 되었습니다. 서양 사람들은 그 책을 읽고 감탄하면서 앞으로는 흰 빵보다 통밀빵을 먹고 정제 식품보다 덜 정제된 곡물을 택할 것이라고 다짐했습니다.

하지만 그동안 흰 빵과 가공식품에 중독된 입맛을 일시에 바꾸기는 힘들었습니다. 버킷의 섬유질 섭취 권고가 자신들의 영업에 방해된다고 여긴 식품 정제 회사는 그에게 똥박사라는 별명을 지어 희화화하며 간접적으로 훼방을 놓기도 했습니다. 그 후 50년이 지난 2000년대에야 섬유질의 중요성이 대중화되기 시작했습니다.

수세미가 그릇에 남은 음식 찌꺼기를 청소하듯 몸의 노폐물 청소는 섬유질이 합니다. 섬유질은 식물에만 있고 일회용이기에 날마다 충분히 식물성 음식을 먹어 보충해야만 인체의 노폐물을 깨끗이 청소할 수 있습니다. 다행히 나물, 김치, 채소를 즐긴 우리 선조들은 이미 생활의 지혜로 실천하고 있었습니다.

과학적인 근거에 집착하는 서양인들은 동양인들에겐 당연한 일상생활 속 지혜를 체계적인 학문지식으로 만들어 다시 동양에 전하는 특기가 있습니다.

　힘과 과학으로 무장한 서양의 문화와 영향력이 동양을 덮치면서 서양 것이 더 우수하다는 환상이 생겼고, 서양의 생활습관이나 음식문화가 한국에 자리 잡으면서 우리의 건강한 음식문화가 오히려 뒷전으로 물러나자 사람들은 병들기 시작했습니다.

　햄버거, 피자, 청량음료, 정제되고 가공된 음식들이 넘쳐나면서 한국에 드물었던 비만, 당뇨, 심장병이 이제는 넘쳐나고 있습니다. 서양의 음식문화가 우리들의 섬유질 음식습관을 몰아내더니 이제는 그게 아니라며 도로 섬유질로 돌아가야 한다고 야단입니다. 병 주고 약 주는 꼴이지요.

　선조들이 물려준 나물은 으뜸 먹거리 중 하나입니다. 섬유질이 가득한 먹거리를 골고루, 즐겁게, 감사한 마음으로, 약간 모자란 듯 먹는 생활습관은 우리의 생명이 가장 원하는 것입니다.

〈월간독자 *Reader*〉 2017년 2월호

기름진 육식을 즐기는 순간 모세혈관이 수축해
혈액 순환이 힘들게 됩니다. 그러나 채소와 함께
먹으면 정상으로 돌아오는 것을 봅니다. 인간은 본래
채식만으로도 건강하게 생명 활동을 할 수 있지만
육식만으로는 힘들다는 것입니다. 공장에 갇혀 풀이 아닌
인공사료를 먹고 자란 육류에는 오메가—6가 넘쳐
심혈관 질환, 아토피 등을 일으키기도 합니다.

육식의 그림자

   채식을 하는 이유는 종교적, 정치적, 인도주의적인 것뿐
만 아니라 건강상의 이점까지 다양합니다. 모두 일리가 있
지만 진리는 아닙니다.

   생존의 본능은 불사조 같습니다. 필요한 것을 먹지 못해
생명을 부지하기가 힘들어질 땐 물불 가리지 않고 먹을 것
을 찾습니다. 채식 동물인 소도 힘이 달릴 땐 주인이 주는
낙지를 먹고 기운을 차립니다.

   채식하는 기린 역시 칼슘이 부족하면 땅에 구르는 동물의
뼈를 씹어 칼슘을 보충합니다. 물론 기린이 칼슘의 중요성

을 정글 학교에서 배운 적은 없습니다. 채식을 고집하는 사람도 몇 주만 굶으면 불고기도 고맙다고 먹게 되어있습니다. 생존의 본능은 언제나 자신의 의지보다 강하기 때문입니다. '채식이냐, 육식이냐' 하는 논쟁은 바로 알기만 하면 해결되는 문제입니다.

자연은 생태계에 먹이사슬을 만들어 두었습니다. 메뚜기가 벼잎을 먹고 살찌면 배고픈 새에게 잡아먹히고, 나무에 앉아 쉬는 새는 뱀에게 먹히고, 뱀은 올빼미가 잡아먹고, 인간도 그 먹이사슬에 속해있는 한 생명체일 따름입니다. 그러나 인간은 세상의 모든 동식물을 자신의 먹이로 삼을 수 있기에 절제가 필요합니다.

처음 인류가 아프리카에 살 때 주된 먹이는 식물이었습니다. 성경에는 "이제 내가 온 땅 위에서 씨를 맺는 모든 풀과 씨 있는 모든 과일나무를 너희에게 준다. 이것이 너희의 양식이 될 것이다."창세 1,29라고 기록되어 있습니다.

기후 변화로 사막이 생기면서 식물의 수는 줄어들고 기아가 찾아오자 인류의 일부는 먹을 것을 찾아 북쪽으로 이동하기 시작합니다. 그곳의 기후는 아프리카와 달라 식물이 풍족하지 못했습니다. 인류는 동물을 사냥하여 부족한 먹이를 보충하게 되었고 먹이사슬에 변화가 일어납니다.

그리고 채식에 적합한 사람의 유전자도 적당한 육식은 조화롭게 받아들일 수 있도록 변화가 생깁니다. 그래도 채식의 비율이 육식보다 많을 때 건강한 몸을 유지할 수 있습니다. 기름진 육식으로 식사를 즐기는 순간 모세혈관이 수축하여 혈액 순환이 힘들게 됩니다. 육식하는 사람들에게 심혈관 질환이 더 많은 이유입니다.

그러나 채소와 함께 먹으면 수축된 모세혈관이 정상으로 돌아오는 현상을 봅니다. 불고기와 상추쌈을 즐기는 우리의 식습관은 자랑할 만한 선조들의 지혜입니다.

육식이 무조건 나쁘다는 게 아니라 인간의 몸은 본래 채식만으로도 건강하게 생명 활동을 할 수 있지만 육식만으로는 힘들다는 것입니다.

육식이 해롭다는 평가를 받게 된 데에는 얼마간 인간의 책임도 있습니다. 촛불시위로 국민들을 공분케 하여 본질을 흐리고 혼란을 일으킨 '광우병'은 청정한 목초지에서 풀을 먹고 살아야 할 소를 감옥 같은 환경에서 사육하고 상품 가치가 없는 동물 찌꺼기까지 혼합한 인공사료를 먹여 생긴 것입니다.

육류에는 우리 몸에 필요한 필수지방산인 오메가-3, 오메가-6 등이 다량 함유되어 있습니다. 우리 몸에서 오메가-3 지방산은 피의 흐름을 맑고 순조롭게 합니다. 피를 굳게 하는 혈소판이 혈관 벽에 붙는 것을 막아 혈전이 생기는 것을 방지하고 혈관을 보호하여 혈관 질환, 심근경색 등의 심장질환, 염증반응을 완화시킵니다.

반면 오메가-6 지방산은 상반된 작용을 합니다. 인체의 어떤 부분에 상처가 났을 때 피딱지를 만들어 상처를 메우고 낫게 하는 염증 반응을 촉진합니다.

이렇게 두 지방산이 상반된 작용을 조화롭게 하려면 오메가-3와 오메가-6가 1:1~1:4 정도의 비율을 유지해야 합니다. 그 비율이 깨지면 오히려 부작용으로 고생하게 됩니다.

자연적으로 방목해서 풀을 먹여 키운 육류에는 오메가-3와 오메가-6의 비율이 1:1~1:4입니다. 그런데 공장에 갇혀 풀이 아닌 인공사료를 먹고 자란 육류에는 오메가-3보다 오메가-6가 최대 100배까지 많습니다.

불행하게도 우리가 일상적으로 구입하는 육류와 육가공 식품은 오메가-6가 넘쳐납니다. 소비자들이 자신도 모르게 과잉섭취한 오메가-6는 본래 인체를 낫게 하려는 염증반응을 과도하게 일으켜 오히려 해를 끼칩니다.

심혈관 질환이 늘어나고, 염증반응이 일어날 때 분비되는 프로스타글란딘, 히스타민 등의 물질들이 아토피 등 알러지 반응을 일으키기도 합니다. 그러므로 가능하면 자연적으로 방목하여 풀을 먹여 키운 육류와 계란을 먹으면 좋습니다.

오메가-3를 더 많이 섭취하여 이상적인 비율을 유지하는 방법도 있습니다. 등푸른생선이나 호두, 들기름, 콩, 치아 씨앗 등 식물성 식품에도 오메가-3가 풍부합니다. 그러나 오메가-3를 너무 많이 먹는 것 또한 추천할 일은 아닙니다.

생선으로 가장 많은 양의 오메가-3를 섭취하는 에스키모 인들의 경우, 심혈관 질환 비율은 현저히 낮지만 오메가-3 과다로 인해 혈액 응고가 잘 되지 않아 뇌출혈로 사망하는 비율이 훨씬 높습니다.

조화로운 섭취가 무엇보다 우선입니다. 육식이 나쁜 것이 아니라 자연의 조화를 깨뜨린 인간의 잘못된 사육 방법과 인공사료의 부작용이 더 나쁜 것입니다.

채식에 비중을 많이 두면서 자연에서 그대로 얻어지는 먹거리를 골고루 먹는 것이 가장 조화로운 방법입니다.

〈월간독자 *Reader*〉 2017년 3월호

불치병도 없애는
마인드맵

제가 긍정적으로 깨우쳐 올라온 위치는
아내와 다른 사람들에게는 일상일 뿐이었습니다.
그동안 기고만장했던 것이 너무나 부끄러웠습니다.
암에 걸린 많은 저명인사들이 치료 2, 3년쯤 후
암으로 얻은 깨우침을 책으로 출판하는 걸
많이 보았습니다. 그런데 출판 후 1, 2년 내에
많은 분들이 세상을 떠나 이상하게 생각했는데
그 답도 얻은 것 같습니다.

불치병을 웃음으로

  암 진단을 받고 절망에서 벗어나지 못하는 사람도 있지만
다행히 사람들은 '힘을 내야지! 모든 것을 긍정적으로 생각
하자!' 다짐합니다.

  그런데 뭔가 불안합니다. 머리에는 '긍정'이라는 단어
가 꽉 차있지만 가슴에는 아직 없기 때문입니다. 긍정적인
사고를 익히는 방법은 심호흡, 이미지 요법, 그림 요법, 음
악 요법, 웃음, 상담, 요가, 스트레칭, 종교 등 많습니다. 모
두 다 도움이 되지만 문제는 전심전력을 다해 믿고 하느냐,
아니냐입니다.

저에게 가장 큰 영향을 준 책이 두 권 있는데, 그중 하나
는 노만 커즌스의 〈질병의 해부학Anatomy of an Illness〉입니
다. 뉴욕포스트 신문의 편집장이었던 그는 자신이 '척추경
화증'이라는 불치병에 걸린 것을 알고 세계적인 의학자들에
게 자문을 구했지만 그들의 결론은 '자가면역질환이기 때문
에 원인은 모른다. 통증의 증세에 따라 진통제, 물리요법을
추천한다. 하지만 결론은 통증의 고통 속에서 신음하다 죽
는다'였습니다.

그러나 절망은 새로운 희망을 발견할 기회가 되기도 합니
다. 그는 '웃음'이 통증을 잠재울 뿐만 아니라 치유의 힘이
있다는 것을 믿고 웃는 연습을 시작했습니다.

병원 침상 대신 호텔 방을 빌려 수많은 희극영화들을 보
며 박장대소하고 온갖 유머에 웃고, 그렇게 웃음 속에 파묻
혀 그는 불치라는 척추경화증을 치유했습니다.

또 한 권은 미국 소아외과 의사인 버니 시겔 박사의 〈사
랑+의술=기적Love, Medicine & Miracles〉입니다. 아직도 활발
히 활동하는 그가 기적적으로 치유된 암 환자 이야기와 그
의 임상 경험을 체계적으로 담은 책이지요.

그는 '특별한 암 환자'란 비영리 기관을 창설했고 저도 암
치료 후 그곳에서 일주일간 그의 세미나에 참석했습니다.

저 역시 희극영화를 닥치는 대로 보고, 세계 각국의 유머,
만담들로 웃고 또 억지로라도 웃으려 했습니다. 한국에 있

는 친척이 뭐가 필요하냐고 묻기에 고속도로 휴게소에서 구할 수 있는 모든 만담 테이프를 구해달라고 했습니다.

"인삼은? 보약 한 제 지어 보내려는데?" 하기에 다 필요 없다고 하니 저를 좀 이상하게 여기는 듯했습니다. 그 반응이 저에게는 또 웃음의 소재가 되었습니다.

저는 마시는 공기, 먹고 있는 음식, 자연의 아름다움이 제 몸속에 구석구석 스며들면서 암세포를 잠재우고 제거하는 상상을 했습니다.

온몸의 면역세포와 자생력의 공안 팀이 암세포를 포위하여 일망타진하는 치유의 그림을 그렸고, 누워서 머리부터 발끝까지 차근차근 쉬어가는 이완 요법도 했습니다. 좋은 음악을 귀에 달고 살며 명상도 했습니다. 이 모든 것이 결국은 자신의 본래 모습을 찾는 긴 여정임을 알게 되었습니다.

어느 날부터 내 머리 뒤에서 또 다른 내가 나를 보고 있는 것을 느꼈습니다. 조그마한 몸집의 동자승이 항시 눈을 감고 미소 짓고 있는 모습이었습니다. 저는 그를 꼬마라고 부르기 시작했습니다.

제가 후회될 일을 저지르고 나면 꼬마가 뒤에서 혀를 차고 있습니다. 제가 꼬마에게 물으면 대답은 한결같습니다. "다 그런 거야. 그냥 흘러가는 대로 두어라." 저는 하루하루 새로워지고 캄캄한 동굴 속에 스며드는 빛줄기를 찾은 기쁨을 얻었습니다.

아내와 함께 동네를 산책하는데 10년 이상 출퇴근하던 길에서 이제껏 눈에 들어오지 않았던 수많은 꽃들의 아름다움을 느끼기 시작했습니다.

　세상 모든 것이 새롭게 보이기 시작해 3년쯤 지나니 내가 찾은 새로운 삶의 기쁨을 여러 사람들과 나누어야겠다는 열망이 솟아나면서 긍정적 사고의 전도사 자격증이라도 딴 것마냥 느껴졌습니다.

　하지만 아내는 그런 저를 상당히 불안해했습니다. 화가 났습니다. '왜 아내는 아직도 나를 위태롭게 보고 있지?'

　그런데 어느 날 저만이 깨우쳤다고 자부했던 생각들이 아내와 많은 사람들에겐 이미 일상이라는 것을 알게 되었습니다. '어째서 나만 모르고 살았지?' 저에게 실망했습니다.

　그동안 저는 다리 밑에서 허우적거리면서 바닥의 명예만 바라보며 살고 있었습니다. 어느 날 암이라는 벼락을 맞고 깨어나니 처음으로 다리 위로 사람들이 분주하게 지나다니는 게 보였습니다.

　눈에 담기는 파란 하늘이 그토록 눈부시고 아름다운 줄 몰랐습니다. 주위에 파릇파릇 나무들이 생기를 돋웁니다. '아! 이것이 긍정적인 삶의 시작이구나.'

　긍정의 시작은 다리 밑에서 바라보는 바닥이 아니었습니다. 많은 사람들이 지나다니는 다리 위가 평범이고, 긍정적인 사고는 더 위로 올라가는 것이었습니다.

제가 긍정적으로 깨우쳐 올라온 위치는 아내와 다른 사람들에게는 일상일 뿐이었습니다. 그동안 저의 깨우침에 기고만장했던 것이 너무나 부끄러웠습니다.

긍정적으로 살아야겠다는 저의 각성은 긍정적 사고의 졸업장이 아니라 입문서의 첫 페이지였습니다. 그동안 대단한 것을 깨우쳤다는 보이지 않는 자만의 함정에 빠져있었던 것입니다.

암에 걸린 많은 사회 저명인사들이 치료 2, 3년쯤 후 암으로 얻은 깨우침을 책으로 출판하는 걸 많이 보았습니다. 그런데 출판 후 1, 2년 내에 많은 분들이 세상을 떠나 이상하게 생각했는데 그 답도 얻은 것 같습니다.

사랑의 삶을 사셨던 김수환 추기경께서 생전에 이런 말을 남겼습니다. "사랑이 내 머리에서 가슴으로 내려오는 데 70년이 걸렸다."

암에 걸린 지 20년이 지나니 이제는 조용히 필요한 사람들과 나눌 수 있겠다는 자신도 생깁니다. 긍정적 사고도 숨이 멈출 때까지 함께해야 할 생활습관이 되어야 합니다.

〈월간독자 Reader〉 2016년 10월호

본래 인간은 125세까지 살 수 있게 생명 시간표가 만들어져 있습니다. 그런데 왜 100세 이상 장수하는 사람이 드물까요? 우리 몸은 노화를 방지하는 서투인이라는 단백질을 생산해 고장 난 세포를 고쳐 젊게 만들어주고 건강하게 수명을 연장해줍니다. 그런데 서투인을 최대한으로 활성화하는 방법이 있습니다. 바로 소식, 적게 먹는 것입니다.

125세까지 사는 생명 시간표

조선 시대 역대 왕의 평균 수명이 47세였는데 현재 한국인의 평균 수명은 80세로 세계적인 장수국가의 대열에 들어섰습니다. 수명이 늘어나니 오래 살고 싶은 욕심도 더 커지나 봅니다. 세포 내에서 생명 시간표를 만드는 장소를 찾아내면서 수명연구는 더욱 발전하고 있습니다.

세포의 핵에는 X자 모양의 실뭉치 같은 염색체가 있습니다. 세포 염색이 가장 잘되는 곳이라서 염색체라 부르기 시작했는데, 연구 결과 모든 생명활동을 관장하는 유전자가 지시사항을 가지고 모여있는 곳입니다.

염색체의 끝에는 그리스어로 '끝부분'을 뜻하는 '텔로미어'라는 물질이 있는데 젊을수록 길고 나이가 들수록 짧아집니다. 바로 이 텔로미어에 생명체의 수명을 결정하는 구슬들이 모여있습니다.

하나의 세포는 60여 차례 분열하는데 분열 때마다 일정량의 텔로미어가 사라집니다. 마치 목걸이에 구슬이 60개 달려있는데 세포가 한 번 분열할 때마다 구슬이 하나씩 없어지고 60번 분열하여 마지막 구슬이 사라지면 그 세포의 수명이 끝나는 것과 같습니다. 수명의 비밀이 바로 텔로미어에 있었던 것이지요.

세포는 나이가 들수록 고장 나는 곳이 많아집니다. 그럴수록 노화가 빨리 진행되고 수명은 단축됩니다.

하지만 우리 몸은 노화를 방지하는 서투인Sirtuin이라는 단백질을 생산합니다. 조화로운 생활습관을 지닌 사람들에게서 더 활발히 생산되는 서투인 단백질은 고장 난 세포를 고쳐 젊게 만들어주고 건강하게 수명을 연장해줍니다.

포도주에 많은 레스베라트롤Resveratrol이란 항산화제가 서투인을 활성화시킨다는 것이 알려지면서 포도주가 세계적으로 유행했습니다.

그런데 하루에 300잔 이상 마셔야 한다는 사실이 밝혀지면서 알약으로 간단하게 섭취하는 방법이 나오기도 했지만 그 효과는 미미했습니다. 사과 속의 항산화제, 비타민을 다

모아 알약으로 만든 것과 진짜 사과를 그냥 먹는 것이 다른 것처럼 말입니다. 그런데 서투인을 최대한으로 활성화하는 방법이 있습니다. 바로 소식, 적게 먹는 것입니다.

장수학자들이 과학적으로 계산하니 본래 인간은 125세까지 살도록 생명 시간표가 만들어져 있었습니다. 그런데 왜 100세 이상 장수하는 사람이 드물까요?

그것은 우리가 가진 장수의 보물을 제대로 사용하지 못하기 때문입니다. 장수하는 생명체는 세포분열 시에 사라지는 텔로미어를 건강하게 관리하고 또 오랫동안 남아있도록 '텔로머레이스'라는 효소를 활성화시킨다고 합니다.

다시 말해 텔로머레이스가 활성화될수록 수명은 더 늘어납니다. 그렇다면 텔로머레이스만 계속 활성화하면 불사조처럼 영원히 살 수 있을까요? 아닙니다. 암세포만이 텔로머레이스를 계속 생산하여 무한히 분열합니다. 불로장생하겠다고 자신을 암세포 덩어리로 만드는 바보는 없겠지요.

연구에 의하면 장기이식 후 거부반응 억제제인 라파마이신Rapamycin을 쥐에게 투약했더니 수명이 현저히 늘어났다고 합니다. 인간에게도 적용 가능하다면 142살까지 살 수 있을 것이라 합니다.

하지만 약의 부작용인 면역 결핍증으로 쉽게 감염되고, 암 발생률도 더 높아집니다. 그러니 약으로 불로장생을 꿈꾸기보다는 생명 시간표에 지시된 기간을 어떻게 하면 더 건강하고 더 의미 있고 더 즐겁게 살까를 생각하는 것이 현명합니다.

그러면 장수촌 사람들의 생활은 어떨까요? 세계적인 장수촌인 이태리의 사르디니아 섬, 그리스 이카리아 섬, 일본의 오키나와 섬, 안식교인들이 많이 거주하는 미국 캘리포니아주 로마린다, 그리고 중미의 정글 속 낙원 코스타리카 북부의 니코야 지역을 '청색 지역Blue Zone'이라 부릅니다.

한국에서는 지리산 근처의 순창, 곡성, 구례, 담양 그리고 강원도의 산골 마을들이 장수촌으로 손꼽힙니다.

장수촌 사람들의 공통적인 생활상을 보면 첫째, 몸과 마음을 꾸준히 활동합니다. 둘째, 일상생활이 운동이고 몸을 운동기구처럼 사용합니다. 그래서 과격한 스포츠나 체육관도 필요 없습니다. 셋째, 뭐든지 배우는 데 열의가 있고, 긍정적이고 감사하며 있는 그대로 적응하며 살아갑니다.

넷째, 가족과 친지, 주위 사람들과 친밀한 관계를 유지하며 영성적입니다.

다섯째, '은퇴'는 죽음을 뜻하는 말로 여깁니다. 여섯째, 특별한 약이나 음식 또는 그 고장만의 건강비법은 없습니다. 일곱째, 병원이나 약국 방문을 거의 안 합니다.

먹거리의 공통점은 첫째, 골고루 먹되 채식의 비중이 크고 소식합니다. 둘째, 가공 및 정제가 덜 된 음식을 먹습니

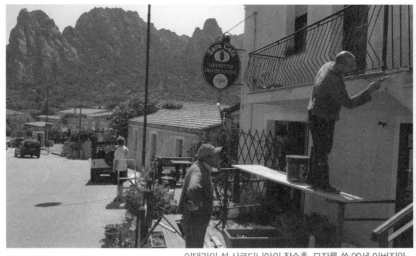
이태리의 섬 사르디니아의 장수촌. 모자를 쓴 90세 아버지와
60세 막내 아들이 페인트 일을 하고 있다

다. 셋째, 온갖 색깔의 과일과 채소를 먹습니다. 넷째, 동물
성 단백질은 주로 생선과 돼지고기에 의존합니다. 다섯째,
채식을 주로 하면 부족할 수 있는 비타민B_{12}를 발효식품과
해조류로 보충합니다.

장수 연구를 통해 얻은 결론은, 유전 덕분에 장수할 가능
성은 10% 정도 높을 뿐이라는 것입니다. 그리고 건강한 장
수의 길은 어떤 한 가지 약이나 방법에 있는 것이 아니라 조
화롭게 활동하고 기쁘게 살면서 소식하는 것입니다.

노인 병실을 회진할 때면 뇌리에서 이런 속삭임이 들려오
곤 합니다. "진정한 장수란 살아있는 시간이 긴 것이 아니라
삶을 건강히 즐기는 시간이 긴 것이란다."

〈월간독자 Reader〉 2017년 4월호

우리가 어떻게 반응하느냐에 따라 스트레스는
약이 될 수도, 병이 될 수도 있습니다.
스트레스 주는 환경은 바꿀 수 없어도, 받아들이는
나는 바꿀 수 있지요. 자극에 무조건 반응하는 것은
앞뒤 가리지 않고 칼을 빼 드는 것과 같습니다.
아무리 화가 나도 3초의 여유를 두고 반응하면
그것은 감응이 됩니다.

스트레스도 약으로

인간은 태어나면서 세상 모든 것과 관계를 맺습니다. 가
족, 친구와 이웃, 그리고 학교와 직장, 결혼으로 관계가 확
장되면서 겪는 일들은 우리를 울고 웃게 합니다. 그중 우리
를 괴롭히는 것들로 인해 마음의 갈등과 신체의 변화가 일
어날 때 일반적으로 '스트레스받았다.'고 말합니다.

생명체에는 가장 효율적으로 상황에 대처해 위기를 넘기
고 생명체를 조화롭게 유지하기 위해 유전자에 준비해둔 자
연적 방어작용이 있습니다.

다양한 호르몬을 생산하여 그 방어기능을 작동시키지요.

그런데 그 방어기능이 과도하게 작용해 오히려 자신을 괴롭히는 무기가 되는 것이 스트레스입니다.

생명체에게 가장 강한 본능은 살아남는 것입니다. 초기 인류에게 가장 큰 만족은 배부르게 먹고 짐승에게 먹히지 않고 하루를 보내는 것이었습니다. 잡아먹느냐, 먹히느냐의 문제에서 상대에 맞서 싸울 것인지 아니면 도망갈 것인지 결정해야 했고 그것을 행할 능력 또한 필요했습니다.

우리 몸은 코르티솔, 아드레날린 등 스트레스 호르몬을 분비하여 위기상황에 대처합니다. 그 호르몬이 분비되면 평소보다 많은 양의 혈액과 에너지가 근육으로 공급되어 위기에 맞서 싸우거나 도망갈 수 있게 됩니다.

공정한 경기를 위해 운동선수들에게 스테로이드계 호르몬 등 근력을 향상시키는 약물의 사용을 철저히 금지하는 이유가 여기에 있습니다. 이렇게 위기를 벗어나면 호르몬의 분비도 멈추고 생명체는 다시 조화를 찾습니다.

이런 경험을 통해 생명체는 더욱 강인해지고 다음에는 같은 위기에 더 지혜롭게 대처하도록 발전합니다. 스트레스가 생명체를 더 지혜롭고 강하게 만드는 약이 되는 것이지요.

그러나 옛날과 달리 문명과 산업이 발달하면서 단순히 생존을 위한 투쟁에서 명예, 재산, 권력을 더 쟁취하기 위한 투쟁으로 변해 욕구는 늘어나고 삶은 더 치열해졌습니다.

인간관계도 복잡해지고, 경쟁과 발전이라는 이름으로 서로 비교하는 마음에 시달리게 됩니다.

다시 말해 스트레스받는 일들이 생활화되면서 위기 때만 잠시 사용하던 호르몬들이 소량이지만 지속적으로 분비됩니다. 나를 살리려는 호르몬들이 서서히 나를 파괴하는 무기가 됩니다.

마치 갑자기 혼란해진 사회를 진정시키려는 최후의 방법으로 계엄령이 내려졌다면 사회가 안정되는 즉시 계엄령은 철회돼야 하는데 계엄령이 장기화되어 사회가 긴장과 갈등으로 더 곪아가게 되는 것과 같은 이치입니다.

자신에게 닥쳐오는 자극들을 지나치게 심각하게 받아들여 잠 못이루는 밤이 계속되고, 답답한 가슴에 소화불량 등으로 시달리는 것이지요.

스트레스를 처음으로 학문적 개념으로 정리한 헝가리 출신 의사 한스 셀리에 박사는 우리 몸이 외부자극에 대응하여 스스로 방어하는 현상을 '일반 적응 증후군'이라 일컬었습니다. 자극으로 몸에 경고가 내려지면 잘 대처하여 좋은 약이 되기도 하지만 나쁘게 작용하기도 하여 질병의 75%가 스트레스로 인해 발생한다고 했습니다.

그의 주장처럼 스트레스는 유전자의 염기 서열을 변화시켜 거의 모든 질병의 원인이 됩니다. 피부가 햇빛에 지나치게 노출되면 햇빛이 오히려 스트레스가 되어 유전자의 염기

서열이 변해 피부암을 일으킵니다.

또 잘못된 생활습관으로 세포에 스트레스가 누적되어도 마찬가지로 염기 서열이 변해 갖가지 질병이 발생합니다.

대표적인 예로 젊은이의 원형 탈모나 소화기 질환이 있습니다. 하지만 우리가 어떻게 반응하느냐에 따라 스트레스는 약이 될 수도, 병이 될 수도 있습니다.

다시 말해 스트레스를 주는 환경은 바꿀 수 없어도, 받아들이는 나는 바꿀 수 있지요. 자극에 무조건 반응하는 것은 앞뒤 가리지 않고 칼을 빼 드는 것과 같습니다. 아무리 화가 나도 3초의 여유를 두고 반응하면 그것은 감응이 됩니다.

반응은 스프링처럼 튕겨 나오는 막무가내 행동이고, 감응은 자신에게 닥친 스트레스를 우선 스펀지에 받아들여 큰 충격을 완화시킨 후에 돌려보내는 조절된 행동입니다. 받아들이기에 따라 스트레스가 나를 발전시키는 좋은 스승이 될 수도 있습니다. 또한 자신이 모르는 사이 키우고 있는 스트레스가 있다는 것도 잊어서는 안됩니다.

가공 및 정제된 식품들, 탈수, 방부제도 세포에 스트레스를 줍니다. 과도한 운동, 과식, 과한 욕심도 모두 스트레스 요인입니다.

탈수로 긴장된 세포는 스트레스 호르몬을 분비하게 하고 그 호르몬은 세포를 더 자극해 유전자의 염기 서열을 변화시킵니다. 만성 탈수에 시달리는 현대인들이 온갖 질병으로 고통받는 이유입니다.

하루 2리터 이상 물을 마십시다. 가공된 음식을 피하고 자연식품을 가까이합시다. 가벼운 운동을 생활화하되 잘 쉬어줍시다. 과식, 과음, 흡연 등 나쁜 습관은 더 굳어지기 전에 고칩시다. 가족, 친구들과 원만히 지내는 것은 중요합니다. 주위에 있는 모든 것에 감사를 느낍시다.

스트레스의 개척자 한스 셀리에 박사는 말년에 '스트레스라는 독의 가장 좋은 해독제는 모든 것을 감사히 여기는 마음'이라 결론지었습니다.

조화로운 생활습관이 익숙한 몸과 감사하는 마음에서는 비록 스트레스가 온다 해도 질병으로 뿌리 내리지 못하고 우리 몸과 마음을 더욱 건강하게 만드는 묘약이 될 것입니다.

〈월간독자 Reader〉 2017년 5월호

*생명공학자들은 3만 4천여 개 유전인자의 뜻을
판독했습니다. 이 유전자가 약 30억 쌍이라는 염기
배열을 만들어내는데, 더 놀라운 것은 71억 명
세계인의 염기 배열이 99.9% 동일하다는 것입니다.
'너'와 '나'의 차이는 유전적으로 0.1%에 불과하다는
것이지요. 말기 암 환자와 건강한 사람, 천재와 바보,
성인과 폭군의 차이도 0.1%뿐입니다.*

너와 내가 0.1%만 다르다니!

　세포 안에는 DNA라는 유전물질이 존재하며 이전 세대의
유전인자를 다음 세대에 전합니다. DNA는 4가지 종류의
염기가 다양한 조합을 이루어 생명 활동을 위한 지시사항을
담고 있습니다. 그 지시사항의 내용을 모두 판독하여 만든
것이 '인간 유전자 지도Genome map'입니다.

　생명공학자들은 2003년, 인체의 3만 4천여 개 유전인자
의 뜻을 판독했습니다. 우주 만물 중에서도 생명체에 주어
진 생명 활동의 지시사항을 읽을 수 있게 되었다는 사실은

놀라운 것입니다. 만약 그것이 창조주가 기록해둔 생명의 책이라면 창조주의 뜻을 유전인자 책에서 찾은 것이니까요.

그리고 3만 4천 개의 유전자가 약 30억 쌍이라는 천문학적인 숫자의 염기 배열을 만들어냄을 알고 또 놀랍니다. 그런데 더 놀라운 것은 71억 명이 넘는 세계인의 유전자 염기 배열이 99.9% 동일하다는 것입니다.

다시 말해 '너'와 '나'의 차이는 유전적으로 0.1%에 불과하다는 것이지요. 너와 나의 다른 개성, 예쁘고 밉고, 키가 크고 작고, 흰 피부와 검은 피부, 말기 암 환자와 건강한 사람의 차이는 0.1%뿐, 천재와 바보, 성인과 폭군의 차이도 0.1%뿐입니다.

그 0.1% 차이가 서로 다른 문화와 종교를 만들어냅니다. 이웃을 내 몸같이 사랑하라는 복음 말씀도 결국 '너의 이웃이 바로 너다!'라는 깨우침입니다.

인간과 다른 생명체와의 관계 역시 놀랍습니다. 인간과 침팬지는 98%의 유전자가 같고, 닭은 60%, 아침에 먹은 바나나와 나는 50%, 쌀은 15%가 같은 유전자로 이루어져 있습니다. 세상의 모든 생명체가 나와 유전자로 연관된 친척들 같지요?

그러나 인간에 가장 가깝다는 침팬지와 사람의 차이 2%에 인간과 동물의 명확한 경계가 있습니다. 2%의 인성이 사람을 동물과 구분 짓고, 사람답게 만드는 것이죠.

그리고 인간 유전자 지도 판독으로 알게 된 가장 중요한 사실은 생명체는 본래 건강하게 살아가도록 만들어져있고, 만약 건강에 적신호가 와도 우리가 조화로운 생활로 돌아가기만 하면 다시 건강해질 수 있도록 애프터서비스까지 마련해두었다는 것입니다.

생명공학자들이 이러한 깨달음을 얻을 때 우주를 연구하는 천문 물리학자들은 거대한 우주를 통해 같은 맥락의 깨달음을 얻게 됩니다.

1977년 미 항공우주국NASA은 태양계의 끝을 탐사하기 위해 우주선 보이저 1호를 띄웠습니다. 35년이 지난 2012년 우주선은 드디어 지구와 태양 간 거리의 120배 떨어진 120AU 태양계 끝에 도착하였습니다. 그리고 태양계를 벗어나 미지의 우주로 떠나기 전 지구를 찍은 사진을 보내왔습니다.

이 사진은 전 세계에 크나큰 감동과 충격을 주었습니다. 원 안에 보일 듯 말 듯 한 점 하나가 모든 인류가 살아왔고 살고 있는 지구입니다. 가로지르는 빨간 선은 태양의 빛입니다.

우주에는 3천억 개 이상의 태양이 존재합니다. 우리의 태양은 그중 중간 정도 크기를 지닌 3천억 개의 점 중 하나입니다. 그러니 지구는 얼마나 더 작을까요. 그 보일 듯 말 듯 한 점 속에 수많은 생명체와 71억의 인류가 만남과 이별, 눈

물과 기쁨, 분노와 용서를 하며 살아갑니다.

모든 역사와 모든 탄생과 죽음, 모든 철학과 학문, 소설과 시와 노래가 있었고, 모든 종교와 기도가 있으며 전쟁과 평화가 반복되고 있지요. 그리고 그 점 속에 우주보다 더 큰 꿈을 품은 우리가 있습니다.

보이저 1호의 사진은 우주의 마음으로 인간의 생각을 들여다보는 계기가 되었습니다. 먼지 중의 먼지인 인간이 광활한 우주에서 이토록 마음껏 살아가게 해주는 것은 과연 무엇인가? 바로 창조주의 사랑이 아닐까 하는 깨달음이었습니다.

생명공학자들이 유전자의 배열 속에 숨어있는 치유의 힘에서 '사랑의 힘'을 감지한 것처럼 천문 물리학자들 역시 무한한 우주의 모든 천체가 물리적 조화 안에 움직이고 있다는 놀라운 사실로부터 모든 것을 하나로 흐르게 하는 힘을 느꼈습니다. 그것은 바로 '사랑'이라는 창조주의 입김이었습니다.

〈월간독자 Reader〉 2017년 10월호

활성산소는 세포의 대사과정에서 배출된
부산물로 산소 원자가 외톨이로 혼자 있습니다.
그런데 산소가 혼자가 되면 매우 불안정해져서
마치 불량배처럼 사이좋은 산소분자를 억지로
생이별시켜 자신과 같은 외톨이 활성산소 두 개로
만들어버립니다. 과도하게 증가한 활성산소는
세포를 손상시키거나 죽게 하기도 하고 질병을
만드는데 그중 하나가 암입니다.

불량배 활성산소의 두 얼굴

  활성산소는 흔히 우리 몸의 세포를 병들고 노쇠하게 만드는 적이라고 말합니다. 그래서 활성산소를 억제하는 항산화제와 건강식품 광고가 요란합니다.

  그런데 활성산소는 정말 나쁘기만 할까요?

  산소는 여러 가지 얼굴을 갖고 있습니다. 산소 원자 두 개가 서로 다정하게 손잡고 있는 안정된 산소분자O_2는 생명을 숨 쉬게 합니다.

  그러나 활성산소는 세포의 대사과정에서 정상적으로 배출되는 부산물로 산소 원자가 외톨이로 혼자 있습니다. 그런데 산소가 혼자가 되면 매우 불안정해져서 마치 불량배처럼 사이좋은 산소분자를 억지로 생이별시켜 자신과 같은 외톨이 활성산소 두 개로 만들어버립니다.

이런 연쇄반응으로 과도하게 증가한 활성산소는 세포를 손상시키거나 죽게 하기도 하고 유전자의 염기서열을 변화시켜 질병을 만드는데 그중 하나가 암입니다.

정교하고 완벽한 우리 몸의 생명 시스템에서 왜 이렇게 불량한 활성산소가 만들어질까요? 사실, 활성산소도 생명 활동에 유익한 작용을 합니다. 활성산소가 아예 없으면 세포가 자라지 못합니다. 활성산소가 적당히 있어야 세포가 성장하고 분화할 수 있을 뿐 아니라 나쁜 병균을 공격하는 지원군이 되기도 합니다.

활성산소는 마치 다이너마이트 같아 광산에서 금광을 캐기 위해 사용할 수도 있고, 사람을 죽이는 폭탄으로 사용될 수도 있습니다.

조화롭게만 살아가면 꼭 필요한 일을 하는 수호천사지만, 조화롭지 못한 생활습관으로 마구잡이로 생기기 시작하면 폭탄으로 둔갑해 세포를 파괴하고 생명을 괴롭히는 원수가 됩니다. 체내에 적정한 활성산소 농도를 유지하기 위해서는 생활습관이 조화로워야 합니다.

그럼 항산화제란 무엇일까요? 우리 몸은 세포 대사과정

에서 적당량의 활성산소를 생산해 병원균을 제거하도록 특수 임무를 부여했지만, 활성산소의 불량한 성질 또한 너무나 잘 알기에 그들을 제거할 항산화 효소까지 준비해두었습니다. 그것도 모자라 또 다른 대비책을 준비해두었는데 그게 바로 자연 속의 천연 항산화제입니다.

조화롭지 못한 생활에 찌들어 활성산소가 무더기로 생성되면서 정상 세포를 파괴하고 노화와 질병의 길로 가는 것을 막기 위해 2천 가지 이상의 항산화제를 채소, 과일, 곡물, 견과류 속에 색깔별로 나누어 준비해두었답니다.

항산화제는 외톨이 활성산소에게 마음에 꼭 드는 짝을 만들어주어 다시 안정된 산소분자로 돌아갈 수 있게 하는 사랑의 천사 같습니다.

노란색, 초록색 채소와 과일엔 비타민C, 견과류에는 비타민E, 토마토와 같은 빨간색 과일에는 리코펜, 블루베리, 포도처럼 파란색과 보라색 과일에는 안토시아닌과 레스베라트롤, 주황색 당근에는 베타카로틴 등 무지개 색깔로 다양한 과일과 채소를 즐기면 우리에게 필요한 항산화제는 충분히 보충됩니다.

항산화제는 자연에서 얻어진 그대로 섭취하는 것이 가장 바람직합니다. 정제된 알약으로 대량 섭취하면 오히려 몸의 면역 활동을 방해해 돈 주고 질병을 얻을 수도 있습니다. 그 어떤 사랑의 묘약도 사랑하는 사람과의 만남을 대신할 수 없는 것과 같죠.

활성산소의 과도한 생산을 막는 첫걸음은 충분히 물을 마시고 가공되지 않은 자연식품을 즐기며 과로, 과식, 과음, 흡연, 스트레스에서 벗어나는 생활습관입니다.

특히 주부들이 남은 음식을 버리기 아깝다고 억지로 먹는 것은 자신의 몸을 쓰레기통으로 만드는 일입니다. 과식 후에는 불량배 활성산소와 불청객 비만이 기다립니다.

무지개 빛깔의 각종 과일과 채소들이 색깔 따라 달리 함유하고 있는 항산화제는 활성산소를 관리할 뿐만 아니라, 건강한 피부를 만드는 으뜸 화장품이기에 자연 미인으로 다시 태어나게 합니다.

조화로운 생활과 충분한 항산화제 섭취로 활성산소를 적이 아닌 친구로 만들어 건강하고 젊게 지냅시다.

〈월간독자 Reader〉 2017년 11월호

세포들은 분열하며 자신과 똑같은 유전자를
담은 세포를 만드는데 간혹 돌연변이가 나옵니다.
1억 개의 염기 중 하나꼴인데 그것으로 인해
유전자 내의 염기배열이 바뀔 수 있습니다.
하지만 자극을 피하고 조화로운 생활습관으로
돌아오면 변한 유전자의 염기서열도 다시
정상으로 돌아옵니다.

내 유전자를 정상으로

　요지경을 이리저리 돌려보면 움직임에 따라 보이는 그림
이 달라집니다. 유전자도 마찬가지입니다. 부모로부터 물려
받은 유전체의 큰 틀은 변하지 않지만 각각의 DNA를 구성
하는 염기는 변할 수 있습니다. 염기의 배열이 바뀌면 같은
유전자도 다르게 작용합니다.

　유전자에는 30억 쌍의 DNA를 구성하는 4종류의 염기 배
열에 따라 눈·코·귀의 모양부터 감정, 건강상태, 수명까지
모든 정보가 담겨있습니다. 따라서 염색체는 모든 생명활동
을 관장하는 유전자가 담긴 생명의 책입니다.

세포들은 분열하며 자신과 똑같은 유전자를 담은 세포를 만드는데 많은 세포를 만드는 과정에서 간혹 돌연변이가 나옵니다. 1억 개의 염기 중 하나꼴인데 그것으로 인해 유전자 내의 염기배열이 바뀔 수 있습니다.

　임신 중 산모가 복용한 약물이나 심한 스트레스로 인해 태아의 세포가 분열하면서 돌연변이가 생길 수도 있고 살아가면서 받는 여러 가지 내부·외부의 자극으로 변할 수도 있습니다.

　과도하게 태양 빛에 노출되면 피부 보호 인자의 염기서열이 바뀌면서 피부암을 일으킬 수 있고, 흡연이 폐 세포를 자극해 폐암으로, 육식 위주의 식생활은 장 세포 유전자의 염기를 변질시켜 대장암을 유발할 수 있습니다. 하지만 자극을 피하고 조화로운 생활습관으로 돌아오면 변한 유전자의 염기서열도 다시 정상으로 돌아옵니다.

　가장 커다란 1번 염색체에는 2억4천6백만 개의 염기가 서로 조합을 달리하여 백내장, 녹내장, 유방암, 전립선암, 대장암 등에 관여하는 수많은 유전자들을 갖고 있습니다.

　1번 염색체에 있는 BRCA1이라는 유방암 억제 유전자의 염기에 돌연변이가 일어나면 유방암 억제 능력은 없어지고 오히려 유방암을 일으킵니다.

　그렇게 변한 유전자는 대물림되고 그것을 물려받은 여성은 유방암에 걸릴 확률이 높습니다.

만약 유전자 검사에서 BRCA1 또는 BRCA2에 돌연변이가 있다면 돌연변이가 없는 여성보다 유방암 발병률이 3~7배 더 높습니다. 난소암, 남성의 유방암, 전립선암 발병률도 더 높아집니다.

유전자 검사가 실용화되면서 자신의 BRCA1이나 BRCA2 유전자가 돌연변이인 것을 알게 된 여성들은 유방암 발병을 미리 걱정합니다. 유방절제 수술을 권장하는 전문의도 있어서 발병 전에 미리 수술을 받는 여성도 있습니다.

미국의 여배우 안젤리나 졸리도 주치의로부터 자신의 유방암 발병률이 87%, 난소암은 50%란 이야기를 듣고는 유방절제 수술을 했습니다.

하지만 너무나 성급한 결정 아닐까요? 같은 돌연변이 유전자를 가진 일란성 쌍둥이도 다른 환경에서 다른 생활습관으로 살면 유방암 발병률에 차이가 있다는 사실을 몰랐나 봅니다. 비록 BRCA1이나 BRCA2의 돌연변이 유전자를 가지고 있어도 조화로운 생활습관으로 살면 돌연변이 유전자를 비활성화시키는 항암 유전자가 작용하는 것이지요.

우리의 몸은 건강을 원하고 질병에서 벗어나려고 합니다. 그렇게 할 수 있는 능력을 창조주는 미리 유전자 속에 담아두었습니다. 그 유전자를 활성화할 수 있는 열쇠는 조화로운 생활습관입니다. 변하고 있는 염기들, 또 이미 변해버린 염기들이라도 생활이 조화롭게 돌아오면 언제라도 정상으로 바뀔 준비를 합니다.

유전자 염기를 바꾸는 것은 참으로 쉽습니다. 찬양 후 성가대원들의 면역 세포 활성도가 보통 사람보다 1,000배나 상승했다는 실험결과가 있습니다. 찬양이 유전인자를 순간적으로 활성화시킨 결과입니다.

아름다움에 감탄할 때, 굳게 믿을 때 그 힘으로 유전자의 염기가 변할 수 있습니다. 바른 먹거리가 변한 유전자의 염기를 다시 정상으로 돌아오게 합니다.

양질의 적절한 햇빛은 비타민D를 활성화시켜 대장암, 유방암 발생 수치를 낮춥니다. 가벼운 운동, 긍정적인 마음, 사랑의 감정에 유전자의 염기서열은 쉽게 바뀔 수 있습니다. 2017년 노벨 의학상, 생리학상은 유전자의 염기가 밤과 낮, 미세한 자연의 변화를 감지하여 활성, 비활성으로 변할 수 있다는 연구에 수여되었습니다.

염기의 변화로 질병이 생겨도 조화로운 생활습관으로 그 염기를 비활성화시켜 건강을 다시 찾을 수 있다는 것이죠.

질병은 유전자의 비정상적인 변화이고, 병의 치유는 정상으로 되돌아가는 변화입니다. 같은 요지경이라도 손놀림에 따라 그림이 달라지듯, 염기의 구성에 혼란이 있어도 생활습관에 따라 바르게 돌아올 수 있습니다.

유전자가 조화롭게 활동할 수 있는 길을 마련하는 것이 건강한 삶으로 가는 길입니다.

〈월간독자 *Reader*〉 2017년 12월호

인도의 명상의 대가는 '수련 중의 으뜸은 소리요,
음악은 명상'이라고 말했습니다. 기도하는 마음으로
성가를 부르고 난 후 성가대원의 혈액을 검사하니
면역력이 1,000배나 증가되어 있었습니다.
아름다운 음악을 들려준 미숙아들은 신체발달이
훨씬 빠릅니다. 음악으로 스트레스 호르몬은 감소되고
엔돌핀은 증가되며, 성장 호르몬의 생산을 증가시켜
성장을 촉진시킬 뿐만 아니라…

음악으로 공부도 건강도

　무한한 우주 공간은 텅 비어있을까요? 아닙니다. 우주는
음악으로 꽉 차 있답니다. 137억 년 전 우주가 만들어지기
전에는 오직 큰 에너지만 있었습니다. 그 에너지가 모이고
모여 어느 순간 대폭발Big Bang하면서 그때 발생한 폭발음
은 137억 년이 지난 지금도 우주 공간에 울려 퍼지고 있습
니다.

　1964년, 미국 뉴저지주 벨 전화연구소의 두 과학자 아노
펜지어스와 로버트 윌슨은 우주의 전파를 연구하려고 레이
더 안테나를 실험하던 중 안테나를 통해 연속적으로 들려오

는 잡음의 원인을 찾다가 그것이 우주 대폭발음의 잔향이라는 것을 알게 되었습니다.

폭발로 일어난 열기와 폭음의 마이크로파가 우주를 가득 채우고 있는 '우주의 음악'이었던 것이지요. 그 발견의 공로로 두 사람은 1978년 노벨 물리학상을 받았습니다.

우주의 무한한 공간은 마이크로파의 멜로디로 충만합니다. 당연히 지구의 모든 생명체는 이 우주의 음악과 파장의 품속에서 영향을 받으면서 살고 있습니다. 이 우주의 음악이 전하려는 뜻은 우주를 만든 전지전능한 에너지가 그 피조물을 모두 사랑한다는 것입니다. 그리고 그 사랑을 담은 음악은 생명체를 치유한다는 사실입니다.

음악이 우리 건강에 영향을 준다는 것은 예로부터 알고 있었습니다. 성경에서는 사울이 정신질환으로 고통스러워할 때 다윗이 수금을 연주하며 진정시켰다고 합니다.

또 터키의 페르가몬에 있는 세계 최초의 종합병원 아스클레피온 안에는 큰 공연장이 있고, 공연이 없는 날은 연못에 개구리들을 모아 개구리의 합창이 흘러나오게 했답니다.

지하 입원실은 입구부터 물을 흐르게 하여 입원실 가는 길과 입원실의 분위기를 자연의 배경음악으로 채워 치유를 돕기도 하고요. 현대 과학의 지식이 있기 전에도 자연의 소리와 음악에는 치유의 힘이 있다는 것을 지혜로 알았던 것이지요.

하지만 이제는 음악이 주는 치유의 능력을 과학적으로 증명할 수 있습니다. 우리가 듣는 음악 소리는 고막을 진동시켜 인체의 70%를 차지하는 물에도 파장을 일으킵니다.

이 파장은 세포벽을 진동시켜 세포핵의 유전인자를 움직이는데, 질병과 관련된 유전인자 속 핵산 염기의 배열도 변하게 할 수 있기 때문에 질병의 예방과 치유도 가능한 것입니다.

스리 친모이라는 유명한 인도의 수행자이자 명상의 대가는 "수련 중의 으뜸은 소리요, 음악은 명상"이라고 말했습니다. 기도하는 마음으로 성가를 부르고 난 후 성가대원의 혈액을 검사하니 자연면역세포NK세포의 면역력이 1,000배나 증가되어 있었습니다. 이렇듯 성가, 염불, 기도, 자연과 함께하는 소리와 음악은 우리를 생명의 길로 안내합니다.

음악 소리는 뇌의 이성 센터를 거치지 않고 바로 감정 센터로 향합니다. 교향곡을 듣거나 가사를 모르는 오페라, 가요를 듣고도 마음이 움직이는 이유가 여기에 있습니다.

소리와 음악은 고막에 진동 파장을 만들어 뇌의 활동 파장을 변화시킵니다. 실제로 모차르트의 음악을 들으며 공부한 하버드 대학생의 성적이 놀랍게 향상되어 의학적으로 모차르트 효과라는 말이 생겼습니다.

또한, 아름다운 음악을 들려준 미숙아들은 신체 발달이 훨씬 빠르고, 부모님의 사랑 가득한 목소리 파장은 자녀들의 뇌 파장에도 긍정적인 자극을 주었습니다.

　음악으로 스트레스 호르몬은 감소되고 기쁨 호르몬인 엔돌핀은 증가되며, 성장 호르몬의 생산을 증가시켜 동식물의 성장을 촉진시킬 뿐만 아니라 식품의 면역력을 높입니다. 물론 유전인자도 바꿀 수 있습니다.

　음악을 듣고 자란 소의 육질이 더욱 맛있고 음악이 흐르는 곳에서 맺은 열매가 더 건강하고 탐스럽습니다. 이렇게 음악이 생명 활동에 주는 긍정적 효과를 바탕으로 음악치료라는 새로운 치유법이 하나의 학문으로 자리 잡았습니다.

〈월간독자 Reader〉 2019년 1월호

당신은 오늘 몇 번 웃었습니까? 갓난아기는
하루에 400번 웃고, 어린이는 200번 웃습니다.
고양이도 미소를 짓습니다. 그런데 어른은 하루 종일
아예 웃음을 잊고 지내든가, 겨우 네 번 웃기도
힘듭니다. 현대과학은 실험을 통해 웃음이 건강에
주는 선물을 누구나 믿을 수 있게 증명해줍니다.
웃음이 건강에 미치는 효과를 열거하자면…

오늘 몇 번 웃었습니까?

당신은 오늘 몇 번 웃었습니까? 갓난아기는 하루에 400
번 웃고, 어린이는 200번 웃습니다. 고양이도 미소를 짓습
니다. 그런데 어른은 하루 종일 아예 웃음을 잊고 지내든가,
겨우 네 번 웃기도 힘듭니다.

옛부터 '일소일소 일노일노一笑一少 一怒一老' 한 번 웃으면
한 번 젊어지고, 한 번 화내면 한 번 늙는다는 말이 있습니
다. 옛사람들은 생활에서 느낀 지혜로 웃음이 건강에 좋다
는 사실을 알았던 것입니다.

현대과학은 실험을 통해 웃음이 건강에 주는 선물을 누구

나 믿을 수 있게 증명해줍니다. 15초 동안 계속 웃으면 젊어질 뿐만 아니라 이틀을 더 살 수 있다는 것을 보여줍니다.

웃음이 건강에 미치는 효과를 열거하자면 끝이 없습니다. 당뇨병 환자의 혈당을 내리고, 콜레스테롤 수치를 정상으로 만들고, 기쁨 호르몬인 엔돌핀, 세로토닌을 활성화하여 행복감을 주며, 심장의 혈액순환을 도와 심혈관 질환도 다스리고, 몸과 마음의 긴장을 풀어줍니다. 더구나 면역까지 높여주니 돈 안 드는 만병통치약인 셈이죠.

10분 동안 웃는 건 손발을 움직이지 않고도 3분간 힘들게 노를 젓는 것과 같은 운동효과가 있어 '내적 산책'이라고 할 수 있답니다.

더구나 웃음이 60-70대의 기억력을 50%나 높여준다는 연구결과는 웃음이 육체뿐만 아니라 정신건강에도 큰 도움이 된다는 것을 과학적으로 증명합니다. 웃으면 2시간 동안 통증이 줄어들거나 없어지기도 합니다.

앞에서도 언급했던 뉴욕포스트 신문 편집장 노만 커즌스는 자신의 불치병인 척추 경화증의 고통을 웃음으로 치유한 경험담을 〈질병의 해부학〉이라는 책으로 발표해 1979년 당시에 베스트셀러가 되었습니다.

웃음도 유전됩니다. 부모가 침울하면 자식들도 침울한 모습을 많이 봅니다. 행복 호르몬인 세로토닌 운반을 돕는

5-HTT 유전자의 길이가 짧으면 우울증에 잘 걸리고, 길면 잘 웃는다고 합니다. 그렇다고 5-HTT 유전자가 짧은 사람은 모두 우울하고 웃지 않는 불행한 사람일까요? 천만의 말씀입니다.

미국 직업 농구팀 LA Clippers의 포인트 가드인 크리스 폴은 농구 선수치고 키가 작은데도 뛰어난 실력으로 키다리들을 제압한답니다.

유전자도 마찬가지입니다. 5-HTT 유전자가 짧아도 자꾸 웃어버릇하면 누구보다 잘 웃을 수 있고 우울증도 멀어집니다. 억지로 웃을 때도 뇌에서는 조건반사로 똑같은 효과가 나타납니다. 행복해서 웃는 것이 아니라 웃어서 행복한 것입니다.

성경에도 "언제나 기뻐하십시오. 끊임없이 기도하십시오. 모든 일에 감사하십시오. 이것이 그리스도 예수님 안에서 살아가는 여러분에게 바라시는 하느님의 뜻입니다."1데살 5,16-18라고 나옵니다.

비록 힘들고 슬플 때라도 기뻐하고 웃으라는 당부일 것입니다. 사실 모든 것을 하느님의 뜻으로 받아들이면 아무리 심각했던 일이라도 별 게 아니라는 것을 알게 됩니다. 좋은 날은 스스로 마음먹기에 달려있답니다.

천국은 웃음으로 사는 나라입니다. 웃는 얼굴이 천국의 출입증이고 세상을 떠나는 마지막 모습이 그 출입증 사진입니다. 그 모습은 웃는 습관이 만들어가고 그 습관은 자신만이 만들어갈 수 있습니다.

그리고 웃음은 전염성이 강해 가정을 기쁘게 하고 사회를 조화롭게 만드는 거름이 됩니다. 웃음은 건강이란 열매를 더 멋지고 튼튼하게 만듭니다. 당신은 오늘 충분히 웃었습니까?

〈월간독자 Reader〉 2018년 9월호

고질병, 고칠 수 있다!

인간의 뇌세포는 약 천억 개인데, 아무리 천재 중의
천재라도 쓰지 못하는 뇌세포가 너무나 많습니다.
그래서 20세가 지나면 하루에 4만 개씩 자연스레
사라지도록 한 것입니다. 그러나 65세가 되면 엄청난
뇌세포가 없어진 것 같아도 사실 전체의 10% 정도만
없어졌을 뿐입니다. 불필요한 기억은 잊고 사는 것이
바람직하다는 무언의 메시지가 아닐까요?

치매, 치료약은 없지만

  저는 엘리베이터보다 계단을 더 많이 이용합니다. 계단
을 오르다 가끔 창밖의 경치에 넋을 잃고 빠져들 때가 있
습니다. 그러다 다시 계단을 디디려니 '내가 올라가고 있었
나? 내려가고 있었나?' 기억이 나지 않을 때가 많습니다. 나
이가 들면서 더 잦아지는 현상입니다.
  저와 비슷한 경험을 이야기하는 사람들이 많은데 알츠하
이머병 시초가 아니냐고 걱정하는 분도 있습니다. 하지만
거의가 자연적인 현상입니다.
  '잊음'에 대해서 이야기하려면 우선 뇌세포에서 답을 찾아

야 합니다. 인간의 뇌세포는 약 천억 개인데, 뇌세포 하나가 1초에 20개의 정보를 동시에 수용하고 분석하며 처리하니 아무리 천재 중의 천재라도 쓰지 못하는 뇌세포가 너무나 많습니다. 그래서 자연은 잉여 뇌세포의 처리 지침을 유전인자의 핵산에 미리 입력해두었습니다.

20세가 지나면 하루에 4만 개씩 자연스레 사라지도록 한 것입니다. 그러나 65세가 되면 엄청난 뇌세포가 없어진 것 같아도 사실 전체의 10% 정도만 없어졌을 뿐입니다.

없어진 10%는 불필요한 기억은 잊고 사는 것이 더 바람직하다는 무언의 메시지가 아닐까요? 그러니 나이가 들수록 뭔가 자꾸 잊어버리는 건 자연의 섭리, 창조주의 뜻인 것 같습니다.

살아가면서 경험하는 모든 정보 중 기억할만한 것이라고 판단하면 그 정보는 기억저장고에 저축됩니다.

기억저장고는 뇌의 중앙에 위치하는데 바다 생물인 해마와 같은 모양이라 해마체라 부릅니다. 해마체는 그 정보가 장기적으로 기억해둘 가치가 있는 유익한 것이라고 여겨지면 안전금고에 보관했다가, 만약 뇌의 중앙 관제실로부터 그 정보가 필요하다는 전갈을 받으면 전화줄 같은 신경돌기를 통해 전송합니다.

그런데 죽어가는 뇌세포가 하루 4만 개가 아니라 마치 수소폭탄으로 융단폭격을 가하듯 뇌를 쑥밭으로 만들어 기억뿐 아니라 결국 인격까지 파멸시키며 죽음에 이르게 하는 병이 있습니다. 바로 치매입니다. 노인에게 많아 노망이라 부르기도 하는 병, 그중 가장 많은 경우가 알츠하이머병입니다.

할리우드 배우에서 미국의 훌륭한 대통령 중 한 사람이 되었고 인생을 가장 멋지게 연기했다고 칭송받는 로널드 레이건 대통령은 알츠하이머병으로 말년을 비참하게 끝냈습니다. 그의 부인 낸시 레이건은 "세상 무엇보다 괴롭고, 비통스러운 것은 사랑하는 사람의 인격이 하루하루 파괴되어 가는 모습을 보는 것이다."라며 울먹였습니다.

1901년 독일의 정신과 의사 알로이스 알츠하이머 박사는 51세의 여자 환자를 진료했는데, 그녀가 치매 증세를 보였습니다. 노망이 들 나이도 아닌데 그 증세는 악화되어 5년 후 환자는 사망했습니다.

그런데 치매라는 진단을 내리려니 환자의 젊은 나이 때문에 망설여졌습니다. 환자가 죽고 뇌를 부검하면서 그는 여러 가지 특징을 발견했습니다.

보통 노인의 뇌의 크기는 젊은이에 비해 약간 작지만 그런 변화는 자연스러운 것입니다. 모양은 껍질이 살짝 주름져 있지만 아직도 속살은 촉촉한 대추 같습니다. 그런데 그 환자의 뇌는 바싹 말라 이빨도 들어가지 않는 돌덩어리가 된 대추처럼 쪼그라져 있었습니다.

조직 표본을 조사하니 두 가지 특징이 있었습니다. 신경세포와 전화줄 같은 신경돌기에 '아밀로이드'라는 단백질 덩어리가 붙어있었고 신경돌기는 엉키고 끊어져 있었습니다.

다시 말해 기억저장고의 열쇠 구멍에 아밀로이드라는 때가 접착제처럼 붙어있어 열쇠로 열 수 없고, 정보의 교통망인 신경돌기가 뒤엉키고 끊어져서 기억을 저장할 수도, 이미 저장된 기억을 사용할 수도 없게 된 것이죠. 기억저장고인 해마체의 기능이 파괴된 것입니다.

게다가 병이 진행되면서 뇌의 다른 부분도 파괴하여 결국 인격까지 상실하게 되는 비참한 병으로 변합니다.

알츠하이머 박사의 논문을 본 지도교수는 이 환자의 병을 '젊어서 생기는 치매 증세'라고 소개하며 첫 발견자인 제자의 이름을 붙여 '알츠하이머병'이라 명명하고 그의 책에 발표했습니다.

스승의 배려로 세상에 알려진 알츠하이머병은 치매 증세의 여러 원인 중 가장 큰 비율을 차지하며, 뇌혈관 장애로 인한 혈관성 치매가 두 번째이고, 그밖에 알코올성 치매, 파킨슨병에 의한 치매가 있습니다. 물론 복싱이나 사고로 인한 뇌 손상도 원인 중 하나입니다.

안타깝게도 아직 치료약은 없고 앞으로 개발될 가능성도 희박합니다. 그런데 더 안타까운 현실은 갈수록 전 세계적으로 알츠하이머병이 늘어간다는 사실입니다.

인생의 완숙기에 기억을 잃고, 판단과 결정능력, 인격까지도 파괴되는 비참한 병을 그냥 앉아서 맞이해야만 할까요?

〈월간독자 *Reader*〉 2017년 6월호

알츠하이머병의 특효약이나 치료법이 아직은
없습니다. 신경학자 스노던 박사는 독신생활을 하는
나이든 수녀들이 대체로 건강하게 장수하는 것을
늘 의아하게 생각했는데 은퇴 수녀들이 살고 있는
수녀원에는 알츠하이머병이 적다는 사실에
관심을 가지고 연구를 시작했는데…

치매, 막을 수 있다

모든 병에는 원인이 있습니다. 알츠하이머병은 신경세
포에 아밀로이드 단백질이 범벅이 되고, 신경돌기가 엉키
고 끊어지는 것이 원인이지요.

다행히 우리 몸엔 아밀로이드 찌꺼기를 청소해주고 신
경세포를 복구시키는 환경미화팀APOE이 있고, 그 작업을
못하게 하는 방해꾼 집단APOE4도 있습니다. 그 방해 현상
이 동네 몇 집에만 국한되면 가벼운 건망증 정도로 나타나
지만 도시 전체, 전국으로 퍼지면 알츠하이머병이 되지요.

그런데 알츠하이머병의 증세를 약간 다스릴 수 있는 약은

있지만 병의 진행을 차단하는 특효약이나 치료법이 아직은 없어 병보다 사람을 연구하면서 알츠하이머병과 생활습관의 관계를 관찰하는 연구가 시작되었습니다.

그중 가장 흥미롭고 유익한 연구는 미네소타주에 있는 노트르담 수녀학교 수녀원의 75세 이상 은퇴 수녀들을 대상으로 한 것이었습니다.

신경학자 데이비드 스노던 박사는 성당에서 사무장으로 일하는 어머니의 영향으로 어릴 때부터 수녀님들을 친숙하게 봐왔습니다. 독신생활을 하는 나이든 수녀들이 대체로 건강하게 장수하는 것을 늘 의아하게 생각했던 그는 은퇴 수녀들이 살고 있는 수녀원에는 알츠하이머병이 적다는 사실에 관심을 가지고 연구를 시작했습니다.

그의 연구에 75세부터 106세의 은퇴 수녀 687명이 참가해 연구에 필요한 개인적인 정보도 기꺼이 제공하기로 약속했습니다. 자신들이 수녀가 되기 전과 후의 이야기, 일기, 하루의 생활, 자신의 모든 것을 기탄없이 보여주고, 사망 후에 자신의 뇌를 연구할 수 있도록 했습니다.

물론 연구는 참가한 수녀들이 모두 하늘나라에 갈 때까지 계속됩니다. 20년이 지난 지금도 살아계신 분들이 있으니 연구는 계속 진행 중입니다.

연구를 시작한 지 10년 후 스노든 박사팀은 흥미롭고 놀라운 사실을 정리하여 〈우아한 늙음Aging with Grace〉이라는 책을 출간했습니다.

10년 동안 조사한 결론은 몸과 정신이 모두 건강하게 장수하는 수녀들은 대체로 교육수준이 높고, 긍정적이며, 서로 돕는 일을 즐긴다는 것입니다.

일기장엔 그날그날 자신의 느낌을 세세하게 표현했고, 손을 많이 쓰는 활동을 하며 덜 정제되고 덜 가공된 음식을 섭취했습니다. 물론 당뇨병이나 고지혈증, 동맥경화 환자에게 알츠하이머 발생률이 높다는 것도 관찰했습니다.

결국 몸과 마음이 활동적인 수녀들이 더욱 건강한 것이 밝혀졌습니다. 아침에 수녀복을 입을 때 2시간이나 걸려도 최선을 다하여 단장하는 그들의 손길은 마치 건강한 노년을 부르고 알츠하이머병을 멀리 쫓는 거룩한 예식 같았습니다.

비록 알츠하이머병을 일으키는 유전자를 부모에게서 물려받았다 해도 유전자보다 생활습관이 발병의 더 중요한 원인임을 보여줍니다. 한마디로 몸도 마음도, 두뇌도 사용하지 않으면 녹슨다는 쉬운 진리가 알츠하이머병에도 적용되는 것이지요.

세월 따라 잦아지는 건망증, 떨어지는 기력은 정상적인 자연의 섭리이며 필요 없는 걱정은 잊어버리라는 창조주의 은혜로운 선물입니다.

은퇴 수녀원과 장수촌 연구에서 보여준 그들의 바른 생활습관은 건강한 삶을 보장하는 비법이고, 알츠하이머병을 막는 최고의 예방접종입니다. 어떤 약이나 음식이 알츠하이머병의 치료나 예방에 좋다는 말로 쉽고 허황된 꿈을 꾸게 하는 유혹은 단호하게 뿌리칩시다.

가공·정제된 음식을 멀리하고 하루 2리터 이상의 생수를 마시며 활동적인 생활습관, 하잘것없어 보이는 모든 것에도 기쁨과 만족이 숨어있다는 사실을 알고 기뻐하며 욕심보다 절제와 중용으로 이어지는 생활습관 속에서는 알츠하이머병뿐만 아니라 어떠한 질병도 피해갈 것입니다.

〈월간독자 Reader〉 2017년 7월호

*당뇨병도 바로 알기만 하면 치유의 길이
휜히 보이지요. 치유되지 않는 고질병이란 있을
수 없습니다. 싱싱한 배추를 소금에 절이면
축 늘어진 김장배추로 변하듯, 혈액에 당분이
높아지면 삼투압 때문에 모세혈관을 파괴하여
우리 몸은 절인 배추처럼 늘어집니다.*

당뇨는 고질병이 아니다

당뇨병도 바로 알기만 하면 치유의 길이 휜히 보이지요. 치유되지 않는 고질병이란 있을 수 없습니다.

혈액에 당분이 넘쳐나는 병을 당뇨병이라 합니다. 싱싱한 배추를 소금으로 절이면 축 늘어진 김장배추로 변하듯, 인체에 혈당이 높아지면 삼투압 때문에 모세혈관을 파괴하여 우리 몸은 절인 배추처럼 늘어집니다.

특히 모세혈관이 많이 분포한 눈의 망막이 파괴되어 시력장애가 오고, 신장의 사구체를 파괴하여 신장염을, 말초신경에는 신경염을 유발하며, 피부궤양까지 일어나 전신의 병으로 자리 잡습니다. 그렇게 혈액 속에는 당분이 넘치지만 정작 당분을 태워 에너지를 생산하는 세포 안으로는 들어가지 못해 세포는 기력이 쇠진해집니다.

우리 몸의 생명활동의 연료는 주로 당분이며, 간혹 지방입니다. 우리가 먹는 음식이 소화되어 당분으로 만들어지면 금방 사용할 당분은 혈액에 머무르게 하는데 그 양이 식후 2시간은 140mg/dl 미만, 공복 시 100mg/dl 미만이고 이 수치를 정상 혈당이라고 합니다.

나머지 중 1/4은 간에 저장하여 12시간 정도 사용할 수 있으며, 주로 뇌 활동에 사용합니다. 수험생이 간식을 자주 찾는 것은 뇌 활동을 위한 당분이 필요해서이지요.

3/4의 당분은 근육에 저장하여 4~5일 정도 에너지로 사용할 수 있게 준비하는데 75% 이상을 허벅지 근육에 저축합니다. 근육에 저축된 당분은 오직 생명활동을 위한 에너지이기에 많이 저장할수록 생명활동이 활발해집니다.

운동으로 허벅지 근육이 발달하여 당분이 많이 저축된 허벅지를 꿀벅지라 부를만 합니다.

그러고도 남는 것은 중성 지방으로 바꾸어 지방세포에 약 40일 정도 사용할 수 있는 양을 저축하는데 지방세포 은행 중 가장 큰 것이 뱃살이라고 부르는 내장 지방입니다. 그게 과하게 쌓여 비만이 되지요.

자연 그대로의 탄수화물은 어떤 것을 먹어도 당분이 혈액에 적절한 속도로 나올 수 있게 만들어져 있습니다. 탄수화물이 소화되어 만들어진 당분이 혈액으로 나오는 속도를 당지수GI라고 하고, 그 속도에 따라 인슐린 호르몬의 분비량과 속도가 정해집니다. 당분이 세포 안으로 들어가려면 인슐린이라는 열쇠가 꼭 문을 열어주어야 합니다.

인슐린은 췌장에서 생산되는데 우리가 음식을 먹으면 당지수에 따라 생산량을 정합니다. 그런데 당분이 많은 식품을 먹어 갑자기 당지수가 오르면 인슐린을 갑자기 대량생산하려다 췌장에 무리가 갑니다.

포도당을 100으로 기준하여 50 이하면 당지수가 낮다고 하는데 섬유질 함유량이 많을수록 당지수가 낮아집니다. 사과는 38, 포도가 46, 오렌지 48, 바나나 52를 비롯해 거의 모든 채소와 과일은 풍부한 섬유질 덕분에 당지수가 50 이하입니다.

과일에도 당분이 있지만 과일에 함유된 풍부한 항산화제와 영양소들은 당뇨병 환자에게도 이로워 가까이해야 할 건강한 먹거리입니다. 단, 과일은 과일 그대로 드십시오. 주스로 만들어 섬유질을 파괴하면 당지수가 높아져 췌장을 혼란스럽게 만드니까요.

곡물의 당지수는 현미가 50이고 백미는 89, 통밀빵은 30이고 흰 밀가루빵은 70입니다. 설탕이 68, 자연산 꿀은 55

로 꿀이 오히려 백미보다 당지수가 낮습니다. 정제되지 않은 곡물은 당지수가 낮지만 정제하여 섬유질을 버린 곡물은 당지수가 높습니다.

어릴 때 자가면역질환 등으로 췌장이 파괴되어 인슐린 호르몬이 아예 생산되지 않는 경우를 제1형 당뇨병소아당뇨병이라고 합니다. 당뇨병의 10% 미만을 차지하는데 번거롭지만 인슐린만 제대로 투약하면 정상생활을 할 수 있습니다.

90% 이상의 당뇨병은 인슐린이 생산되지만 모자라든지 제대로 작용을 못해 일어나는 제2형 당뇨병입니다. 성인당뇨병, 생활습관병, 또는 인슐린 저항성 당뇨병이라 부르기도 합니다. 그 외 임신 때 일시적으로 나타나는 임신 당뇨병은 출산 후 자연히 사라지지만 더러는 제2형 당뇨병으로 진행되기도 합니다.

주인장의 생활이 조화롭지 않으면 췌장은 과로에 허덕이고 과도하게 생산된 인슐린은 또 불안과 근육 경련, 비만을 일으킵니다. 인슐린은 과잉 당분을 중성 지방으로 만들어 뱃살에 차곡차곡 저축시킵니다. 게다가 일단 지방세포에 쌓인 지방질은 운동을 해도 사용되지 않게 해 비만을 더 키우기까지 합니다. 많은 비만 환자들이 운동을 하는데도 살이 안빠진다는 푸념을 하는 이유입니다.

내장 지방이 과하게 쌓이면 지방이 서서히 혈관으로 녹

아 나오고 내장 혈관에서 가장 가까운 장기인 간에 축적되어 지방간을 만듭니다. 또 혈액에 스며 나온 지방은 혈관에 있던 당분과 에너지 연료 공급 경쟁을 벌입니다.

지방은 1g 태우면 9kcal가 나오고, 당분은 4kcal 밖에 생산 못하니 몸은 연비가 좋은 지방을 당분 대신 사용합니다.

결국 사용되지 못한 당분은 혈액에 떠다니게 되고 이미 당분이 넘치는 당뇨병 환자의 혈액 속 혈당 수치는 더 올라갑니다. 게다가 지방이 에너지를 만들 때 나오는 부산물인 케톤은 혈액의 산성도를 증가시켜 인체에 독으로 작용합니다. 당뇨병의 악순환은 이렇게 꼬리를 물고 계속됩니다.

발전하는 의학은 그 상황에 맞는 치료법을 만듭니다. 하지만 이런 악순환을 없애는 근원적인 치료약은 만들지 못합니다. 생활 습관은 약이 아닌 자신의 의지로만 고칠 수 있기 때문입니다.

당뇨병에서 벗어나려면, 우선 바로 알아야 합니다. 바로 알면 바르게 먹고 마시게 됩니다. 하루 생수 2리터는 하루의 대사과정에서 소비되는 수분의 양을 채우는 것입니다. 저수지의 물도 사용한 만큼은 채워야 하는 것처럼 탈수는 세포에 스트레스를 주고 혈당을 증가시키는 스트레스 호르몬을 분비시킵니다.

현미밥 한 공기에 있는 섬유질과 영양분을 얻으려면 백미 20공기가 필요합니다. 백미를 먹으면 당지수는 하늘을

찌르듯 오르고 췌장은 급하게 인슐린을 공급하려다보니 불량품의 숫자는 늘어나겠지요.

생활 자체가 운동이 되게 하여 하루 30분 이상 걷는 효과를 얻도록 합시다. 과한 운동은 오히려 스트레스를 줄 수 있으니 활동적인 생활과 가벼운 운동으로 허벅지 근육을 발달시킵시다. 과잉 당분을 중성지방으로 축적하여 뱃살을 만드는 과식을 삼갑시다. 쉴 때는 제대로 잘 쉬어야 합니다. 고장 난 세포는 쉴 때와 숙면할 때 수리가 되어 새로 태어난 듯 원활히 활동할 수 있습니다.

우리가 먹는 음식과 당분, 인슐린, 인슐린을 분비하는 췌장, 세포의 건강상태 등이 당분의 대사와 연관되어 있는데 어느 하나라도 문제가 생기면 인체의 조화가 깨져 당뇨병이 됩니다.

치유의 시작은 약이 아니라 몸의 주인인 본인의 의지입니다. 건강한 생활습관으로 돌아오는 것이 무엇보다 중요한 당뇨병 치유의 첫걸음입니다. 당뇨병은 평생 치료해야 할 고질병이 아닙니다. 중용과 절제의 생활습관으로 치유될 수 있습니다.

〈월간독자 Reader〉 2017년 9월호

우유 1컵에는 224mg의 칼슘이 있지만
뼈는 잘 흡수하지 못합니다. 채식으로 칼슘을
섭취해야 뼈가 제대로 흡수합니다. 음식으로
섭취하는 칼슘은 뼈가 기쁘게 받아들이고
부작용도 없는데 칼슘보조제는 뼈도 싫어하고
부작용을 품고 있는 시한폭탄입니다. 칼슘과
햇빛, 비타민 D는 서로 돕는 삼총사입니다.

골다공증 막는 삼총사

바람 든 무같이 뼈에 빈 구멍이 많이 생겨 약해진 상태를 골다공증이라고 합니다. 폐경기 동양인 여성에게 많습니다.

콘크리트 건물이 철근 골조에 모래, 자갈과 물로 만들어지듯이 뼈 조직은 단백질 콜라겐 골조에 모래와 자갈 격인 칼슘과 인산, 햇빛을 받아 합성된 비타민D로 만들어집니다. 본래 뼈는 끊임없이 재생되는 것이 정상입니다. 3개월마다 낡은 뼈는 사라지고 새로운 뼈로 무장됩니다.

그렇기에 뼈를 건강하게 유지하려면 지속적으로 좋은 단백질과 칼슘의 섭취, 비타민, 호르몬이 필요합니다. 섭취되는 칼슘의 99%는 뼈에 저장되어 건강한 뼈를 만듭니다.

고칼슘 식품으로 알려진 우유 1컵에는 224mg의 칼슘이 들어있지만 뼈는 잘 흡수하지 못합니다. 뿌리채소인 달래는 1/3컵만 먹어도 우유 1컵에 든 칼슘만큼 섭취할 수 있고, 시래기, 시금치, 물미역, 근대, 굴 등으로도 멸치보다 많은 칼슘을 섭취할 수 있습니다.

단백질 함유량이 많은 유제품, 육류, 생선은 혈액을 산성화시키므로 혈액을 중화시키기 위해 오히려 뼈에서 칼슘을 빼앗아오게 한다는 연구결과도 있습니다.

채식으로 칼슘을 섭취해야 뼈가 제대로 흡수합니다. 음식으로 섭취하는 칼슘은 뼈가 기쁘게 받아들이고 부작용도 없는데 칼슘보조제는 뼈도 싫어하고 부작용을 품고 있는 시한폭탄입니다.

골다공증은 칼슘 섭취가 부족할 때, 또는 칼슘이 과도하게 배설되어 생기기도 합니다. 특히 인산이 많이 함유된 콜라 계통의 음료는 칼슘 배출을 촉진시켜 골밀도를 현저하게 감소시킵니다. 그 외 과도한 단백질, 카페인 섭취, 운동 부족, 장기간 스테로이드 약을 복용할 때도 칼슘은 과도하게 배설됩니다.

햇빛을 받아야 활성화되는 비타민D는 칼슘을 장에서 혈관으로 들어올 수 있도록 세포의 문을 여는 열쇠 역할을 하고, 또 신장에서 빠져나가는 칼슘을 다시 흡수하게도 합니다. 칼슘과 햇빛, 비타민D는 서로 돕는 삼총사입니다.

골다공증 증상은 마치 도둑처럼 슬며시 오기에 합병증인 골절이나 허리가 굽어진 후에야 늦게 진단받는 경우가 많습니다. 그래서 예방이 무엇보다 중요합니다.

나이가 들수록 평형 유지능력이 떨어져서 잘 넘어지고 그로 인해 약한 뼈에 골절이 생기기 쉽습니다.

평형 유지는 귀의 안쪽 부분인 내이의 전정기관에서 담당하는데 전정기관 속에는 림프액이 담겨있고 림프액 속에는 평형석이라는 이름의 조그마한 뼈가 있어서 자세에 따라 바뀌는 림프액의 진동에 따라 그 평형석이 움직이면서 감각을 전하는 섬모를 자극하여 신체의 평형을 조절합니다.

나이가 들면서 전반적인 뼈의 밀도가 낮아지면 평형석의 무게도 가벼워져서, 자세에 따라 정확하게 위치를 바꾸어 평형을 잡는 능력이 저하됩니다.

결국 나이 들어 골밀도가 저하되면 골다공증도 많아지고, 넘어지기도 쉬워 골절의 위험이 증가하지요. 평생 골다공증으로 골절될 확률은 여자는 40%, 남자는 13%이며 골절이 사망 원인이 될 가능성은 20%에 이릅니다.

여성의 골밀도는 폐경기부터 더 감소되는데 병원에서 시행하는 골다공증 검사는 절대평가가 아닌 평균에 비해 얼마나 차이가 나는가 하는 상대평가로 정하기에, 귀에 걸면 귀

걸이 코에 걸면 코걸이 격이라 그것을 기준으로 치료 여부
를 결정하는 것은 부정확합니다.

특히 30대 건강한 여성의 골밀도를 표준치로 정해놓고 이
보다 낮으면 마치 큰일이 나는 것처럼 겁을 주고 있습니다.
더구나 병원에서 처방하는 골다공증 치료제의 효과는 미미
하고 부작용도 많습니다.

골다공증약 중 가장 보편적인 비스포스포네이트는 뼈의
정상작용인 새 뼈를 만들고 오래된 뼈를 없애는 과정을 차
단하여 뼈를 만들게만 하고 낡은 뼈를 청소하지 못하게 해
뼈 생성과 소멸의 조화를 깨뜨려 버립니다.

그 결과로 청소하지 못한 오래된 뼈들이 남아 오히려 뼈
를 썩게 하는 부작용으로 나타납니다. 특히 턱뼈에 많이 발
생하며 장, 위장 등의 점막 조직을 손상시키기도 합니다.

칼슘제로는 골다공증 예방은 물론 치료도 못 하는 것은
이미 임상연구 결과로 잘 알려졌음에도 제약회사들은 미미
한 약의 효과를 과장해 선전하고 약의 부작용에 대해서는
축소해 설명하는 경향이 있습니다.

칼슘 보조제를 사용하는 노년층 여성들에게 치매 발병률
이 2배 더 높고 특히 뇌졸중 병력이 있는 사람에게는 7배나
더 많다는 연구 결과도 있습니다. 또 심장질환의 위험도 더
높습니다.

그래서 골밀도가 낮은 환자들에게 의사들의 처방이 각각 다를 수 있지만 세 가지만은 똑같습니다. 운동, 음식, 햇빛이 최고의 예방법이라는 것입니다.

한 가지 확실한 것은 나이가 들수록, 특히 폐경기의 여성들에게 생활의 조화가 깨지면 골다공증이 기다린다는 것입니다. 뼈는 자극을 받아야 건강한 새 뼈를 만드는데 몸의 주인이 많이 움직일수록 그 자극이 강해집니다.

칼슘은 음식으로 섭취해야 뼈가 반겨 받아들이고, 칼슘을 뼈로 안내하는 안내자 비타민D는 햇빛이 함께해야만 칼슘이 더 활발하게 뼛속으로 갈 수 있게 안내합니다.

건강한 새로운 뼈를 만드는 원료는 병 속에 있는 약들이 아닙니다. 덜 정제·가공된 음식과 충분한 물을 섭취하고 걷기 같은 꾸준한 운동을 하며 자연과 햇빛을 즐기는 조화로운 생활습관입니다.

조화로운 생활습관은 돈이 들지도 않고 부작용도 없으며 덤으로 골다공증과 같은 질병을 예방하는 가장 쉽고, 건강한 방법입니다.

〈월간독자 Reader〉 2018년 2월호

소비자의 눈길을 끈 가공식품과 수소를 주입해 묽은
기름을 단단하게 만든 기름은 트랜스 지방을 배출해
심장, 혈관을 손상시키는 염증반응을 일으킵니다.
스트레스 또한 세포를 자극해 혈중 콜레스테롤을
증가시킵니다. 이런 현상을 만든 장본인이 누구입니까?
바로 몸의 주인장인 당신입니다.

억울한 콜레스테롤

현대인은 지방과 콜레스테롤이 건강의 적이라는 편견에
사로잡혀 있습니다. 특히 콜레스테롤은 착한 친구HDL와 나
쁜 놈LDL으로 나누어 차별받고 있지요.

혈액검사에서 중성지방, 콜레스테롤의 수치에 따라 희비
가 교차되는 이유가 뭘까요? 혈관 내 지방질, 콜레스테롤이
동맥경화, 심혈관질환을 발생시킨다는 수많은 연구결과 때
문입니다. 특히 당뇨병과는 관계가 더 깊다고 알고 있지요.

그런데 계속되는 연구로 심혈관질환 환자 중 65%만이 지
방과 콜레스테롤의 수치가 높아서 발병한 경우이고 35%는

다른 원인 때문임을 알게 되었습니다.

다시 말해 이 둘의 수치가 낮거나 좋은 콜레스테롤HDL 수치가 높다고 해서 심장병에 끄떡없다고 단정하지 못하는 겁니다. 진짜 요인을 알려면 몸을 바로 알아야 합니다.

먼저, 지방질은 생명체에 꼭 필요한 요소로서 세 가지 형태로 우리 몸에 존재합니다. 첫 번째, 우리 몸은 세포 하나하나의 집합체인데, 이 세포 겉을 둘러싼 세포막을 만드는 인산 지방입니다.

두 번째, 탄수화물로 만들어진 에너지를 사용하고 남으면 중성지방으로 만들어 지방세포에 저축하였다가 당분이 없을 때 사용합니다. 세 번째는 생명활동에 꼭 필요한 호르몬, 지용성 비타민, 담즙을 만드는 데 필요한 콜레스테롤의 형태로도 존재합니다. 이렇게 지방질이 없으면 생명활동도 불가능하지요.

하지만 아무리 인체에 필요한 것이라도 적으면 생명활동이 둔해지고 많으면 독이 되는 진리가 지방질에도 적용됩니다. 몸에 필요 이상의 지방질이 있는 가장 큰 이유는 많이 섭취하거나 많이 만들기 때문입니다.

콜레스테롤은 혼자 혈관을 돌아다니면서 세포에 갈 수 없습니다. 언제나 운반차에 실려 다녀야 하는데 창조주는 우리 몸에 공급과 청소, 두 가지 역할의 운반차를 준비해 두었습니다.

콜레스테롤 운반차는 중성지방과 단백질이 결합해서 만들어집니다. 세포에 배달하는 배달차는 콜레스테롤을 실을 빈 공간이 많이 필요해 저밀도 지방 단백질 차가 담당하는데, LDL 콜레스테롤이라 부릅니다.

콜레스테롤 과잉 섭취로 인해 혈관에 남아도는 콜레스테롤을 치우는 청소차는 청소 장비가 많아서인지 고밀도 지방 단백질이 담당하는데, HDL 콜레스테롤이라고 하지요.

세포에서는 필요 이상의 콜레스테롤이 배달되면 아예 출입을 금지합니다. 결국 넘쳐나는 콜레스테롤은 혈액을 탁하게 만들고, 혈전을 만들거나 혈관의 기저막에 들어가 혈관벽을 단단하게 하여 동맥경화를 만듭니다.

이것이 심장, 혈관 질환의 원인이 되어 뇌졸중, 중풍으로 많은 사람들을 고생시키고 생명을 허무하게 앗아가기도 합니다.

섭취하는 콜레스테롤이 많거나 스트레스 등으로 체내에서 콜레스테롤을 많이 생산하면 열심히 콜레스테롤 배달에 힘쓰느라 배달차LDL 숫자를 늘려야 하므로 청소차HDL 생산은 뒷전이 됩니다.

그럴 때 사람들은 나쁜 LDL 콜레스테롤 수치가 높아졌다며 걱정하고 청소차인 HDL 콜레스테롤 수치만 늘리려 하지요. 그런데 지방과 콜레스테롤의 양만큼이나 질이 중요합니다. 지방과 콜레스테롤은 우리가 먹는 음식을 기초로 간

세포에서 만들어 내거나, 직접 먹은 지방이 흡수되어 혈액으로 배출되기도 합니다. 좋은 재료로 만들면 좋은 제품이 나오고, 쓰레기 같은 재료로는 쓰레기 같은 제품이 나오기 마련입니다.

자연에서 얻은 깨끗한 식재료에서 만들어진 콜레스테롤은 중성지방 수치가 좀 높다고 해도 워낙 제품이 좋아서 큰 문제가 되지 않습니다. 그러나 나쁜 재료로 만들어진 중성지방이나 콜레스테롤은 아무리 검사 수치가 정상이라도 쓰레기 같은 제품입니다.

마구잡이로 정제 가공된 인스턴트 식품을 즐겨 먹는 현대인의 혈액검사 수치가 정상이어도 심장질환을 갖게 되는 것은 이런 이유 때문입니다.

곡물 사료로 사육한 쇠고기에는 자연적으로 풀을 먹여 생산한 쇠고기보다 염증을 유발하는 오메가-6가 월등히 높아 육류의 과잉 섭취가 알레르기 증상과 염증을 유발하는 주범으로 지목되고 있습니다.

소비자의 눈길을 끈 가공식품과 수소를 주입해 묽은 기름을 단단하게 만든 기름은 트랜스 지방을 배출하여 심장, 혈관을 손상시키는 염증반응을 일으킵니다. 지방의 과잉섭취 외에 스트레스 또한 세포를 자극해 혈중 콜레스테롤을 증가시킵니다.

특히 만성 탈수증세로 자신도 모르게 세포는 스트레스에 시달리고 있습니다.

이런 현상을 만든 장본인이 누구입니까? 바로 몸의 주인 장인 당신입니다. 필요 이상 지방을 섭취한 당신의 생활 습관이 나쁜 재료가 되어 질이 나쁜 지방과 콜레스테롤을 과다 생산하게 한 결과입니다.

만약 지금 스타틴 계통의 콜레스테롤 강하제를 복용하고 있다면 꼭 주치의의 지시를 따르세요. 그러면서 조화로운 생활습관으로 돌아온다면 투약 기간도 훨씬 줄어들고 의사가 놀랄 만큼 건강한 몸이 되어 약도 필요 없어질 것입니다. 혈액검사의 수치에만 매달리는 바보들이 되지 맙시다.

덜 정제되고 덜 가공된 먹거리를 가까이합시다. 적어도 하루 30분 이상 걷는 정도의 운동을 꾸준히 합시다. 과음, 과식, 과로를 삼갑시다. 약간 모자란 듯할 때 수저를 내립시다. 금연은 필수입니다. 하루 생수를 2리터 이상 마십시다. 채식 위주의 식단이 더 좋습니다.

웃음 속에 스트레스를 날려버립시다. 치유의 답은 약이 아닌 조화로운 생활습관에 있습니다.

〈월간독자 *Reader*〉 2018년 8월호

나 총각 때 같지?

윤 학 변호사

샤워를 하고 거울에 비친 내 몸을 바라본다. 청년처럼 늘씬한 몸이 내 앞에 서 있다. 아내에게 "나 총각 때 같지?" 하고 으스대니 "총각 때보다 지금이 더 나은데?" 하며 한술 더 뜬다.

재작년까지만 해도 두 딸은 나를 볼 때마다 "아빠, 쌍둥이 임신한 것 같아. 큰일 났어~" 하고 놀렸다. 결혼 전 68킬로였던 몸무게가 나이 들며 슬금슬금 늘더니 최근 몇 년 새 갑자기 확 늘어 88킬로까지 되었다.

식욕이 좋은 나는 밥 한 그릇을 뚝딱 해치우고 늘 밥을 더 달라고 해서 국물에 말아 반찬을 얹어 맛있게 먹어댔다.

어릴 적 그렇게 먹는 나를 입맛까지 다셔가며 바라보던 어머니는 맛있게 먹어야 복 있는 사람이라며 칭찬을 아끼지 않았다. 그런 분위기 속에서 자란 나는 아내가 식사량을 줄여야 한다고 아무리 걱정을 해도 포만감이 느껴질 때까지 숟가락을 놓지 않았다.

식사 후 운동 삼아 산책이라도 하러 나가려다가도 잠깐 일 처리부터 먼저 하자는 마음으로 책상 앞에 앉으면 금세 다음 식사 시간이 돌아오곤 했다. 그러다 보니 운동은커녕 햇빛 볼 틈도 없이 1년이 가고 2년이 갔다. 살이 찌면 외모만 망가지는 게 아니라 보이지 않는 몸 안의 세포까지 망가뜨리는가 보다.

암 진단을 받게 되었고 그 암은 내 정신까지 공포로 몰아넣었다. 까만 얼굴은 더욱 새까매져 못나 보였고 밥만 먹으면 눕고 싶을 만큼 무기력해졌다. 그런데 막상 죽음이 눈앞에 얼씬거리자 무슨 일이라도 해낼 수 있겠다는 용기가 솟아났다.

20여 년 전 담배를 끊었던 때가 떠올랐다. 고등학교 2학년 때, 좀 불량기 있는 하숙집 주인 아들이 공부를 하고 있던 나를 불러내 가끔씩 담배를 권하는 것이었다.

몇 번 거절하다 어느 날 밤 나도 그 아이처럼 불량기를 내

보고 싶어 담배를 입에 물었다. 기침이 어찌나 심하게 나오던지…. 그래도 저녁을 먹고 길거리에 앉아 그와 함께 담배를 뻐끔뻐끔 피우며 이야기를 나누면 외로움도 가시는 것 같았다.

그런데 담배를 피우면서부터 늘 머리가 멍하고 피곤했다. 마지막으로 한 대만 피우고 끊어야겠다고 늘 다짐했지만 의지가 약해 매번 담배와의 전쟁에서 지고 말았다.

'이렇게 살아서는 안 되겠구나.' 굳은 결심을 해도 또 한 개비만 한 개비만 하면서 패잔병처럼 담배에 끌려다녔다. 그때 담배를 참는 것보다 더 참기 힘든 것을 하면 혹시 끊을 수 있지 않을까 하는 생각이 들었다. 10여 일간 물만 마시며 단식을 하기로 했다.

배고픔을 참아내는 일은 나에게 고통 그 자체였다. 그 고통이 너무 커서인지 담배 생각이 나지 않았다. 담배를 끊을 수 있겠다는 희망이 커가자 고통도 달게 느껴졌다. 단식을 마치고 나니 서서히 머리도 맑아졌고 입안도 개운해졌다.

그런데 그 후에도 몇 번이나 담배를 뻑뻑 피워대다가 깜짝 놀라 실의에 빠졌는데 얼마나 허탈하던지…. 다행히 꿈속에서의 일이라 가슴을 쓸어내리며 안도의 한숨을 쉬곤 했다. 담배를 피우고 싶은 욕구는 그렇게 내 잠재의식 깊이 자리 잡고 있었지만 나는 금연에 성공함으로써 목표가 분명하면 내 잠재의식의 뿌리까지도 잘라낼 수 있겠다는 자신감을 갖게 되었다.

암도 그렇게 고통스러운 터널만 뚫고 나가면 되지 않을까 하는 희망이 생겼다. 그러면서도 '암은 불치병'이라는 세상의 통념 또한 무시할 수 없었다.

그러나 흡연도 내가 시작했듯이 암도 내가 만든 것이 분명했다. 그렇다면 암의 치유도 담배를 끊는 것과 같은 원리가 아닐까? 먼저 내가 할 수 있는 일부터 찾아보았다.

체중감량! 금연처럼 고통스러운 터널을 지나야 하지만 스스로 해낼 수 있는 일이었다. 몸무게를 어느 정도 줄이는 것은 가능해 보였다.

그러나 암을 물리치려면 최소한 총각 때처럼 68킬로 정도는 되어야 할 것 같았다. 그런데 그것이 가능할까? 불가능하다는 생각이 커지면 커질수록 도전해보고 싶어졌다.

건강과 생명에 관한 책을 쌓아놓고 보는 동안 암에서 벗어나기 위해서는 사람들의 통념이 아니라 진리에 따라야 한다는 확신이 커갔다.

진리의 말씀Word에 따라, 사랑Heart하면서, 세상 사람들의 말이 아닌 분명한 내 생각Idea을 갖고, 모든 것에 감사Thanks하며, 머리가 아니라 가슴으로 느끼면서Emotion 사는 것이 치유의 핵심이었다.

그런 마음의 바탕 위에 신선한 물Water과 공기Air를 마시고 채식Vegetable과 적절한 운동Exercise을 하면 되는 것이었다. 그 영어 첫 글자를 조합해보았더니 정신적인 것은

WHITE로, 물질적인 것은 WAVE로 내가 세상에 퍼뜨리고
싶었던 '흰물결 WHITEWAVE'과도 일치해서 더욱 신이 났다.

 '흰물결'을 가슴에 새기며 실천해나갔더니 하루하루 몸이
달라졌다. 어느 때는 하루에 2킬로가 빠지기도 했다.
 한 달이 지나자 몸이 80킬로로 줄어들고 또 두어 달이 지
나자 68킬로가 되었다. 문득 몸무게가 계속 줄어들면 몸에
이상은 없을까 걱정이 되었다. 그런데 신기하게도 총각 때
의 몸무게 68킬로에서 더 이상 줄어들지 않는 것이었다. 무
려 20킬로의 지방 덩어리를 뺐더니 몸이 가벼워지면서 머
리도 맑아지고 서서히 얼굴색도 좋아졌다.

 나는 요즘 친한 사람들을 만나면 푼수처럼 자랑한다. "내
몸매가 어떠냐."고. 쌍둥이를 임신했다고 놀렸던 딸들은
"아빠가 이렇게 롱다리인 줄 몰랐어. 강의할 때 보니 아빠
멋있더라."며 엄지손가락을 치켜세운다.

평생 내 얼굴이 검은 줄만 알았는데 요즘 거울을 보면 내 얼굴빛도 이렇게 환해질 수 있구나 스스로 감탄한다. 사무실에 들어서면 여직원들이 "변호사님 얼굴이 너무 뽀얘지면 낯설 텐데 어쩌죠?" 하고 웃는다.

고등학생 때부터 늘 머리가 멍하고 편두통이 있던 나는 사람들 모두 그 정도 두통은 갖고 사는 줄 알았다. 그런데 요즘에는 편두통도 사라졌다.

늙으면 머리가 희어지다가도 건강하게 살면 머리가 다시 검어지는 사람도 있다는 말을 들을 때 정말 그럴까 싶었는데, 요즘은 그럴 수도 있겠다는 생각이 든다.

가장 강력한 회개는 마음을 바꾸는 것이다. 회개하면 새로운 사람이 되듯이 내 마음을 바꾸면 몸도 새롭게 태어난다는 것을 나는 금연과 체중감량을 통해 분명하게 체험했다. 흡연과 비만은 내게 분명 해로운 것이었지만 나는 금연과 체중감량을 위해 문을 두드렸다. 그러자 아무리 두드려도 열리지 않을 것 같던 문이 스르르 열리는 것을 보았다.

"두드려라, 그러면 열릴 것이다." 성경 말씀은 이렇게 그대로 내 삶 안의 구석구석에서 이루어지고 있다. 앞으로 어떤 시련이 닥쳐와도 계속 진리의 문, 말씀의 문을 두드릴 것이다.

본래 인간은 125세까지 살 수 있게 생명 시간표가
만들어져 있습니다. 그런데 왜 100세 이상 장수하는
사람이 드물까요? 우리 몸은 노화를 방지하는
서투인이라는 단백질을 생산해 고장 난 세포를 고쳐
젊게 만들어주고 건강하게 수명을 연장해줍니다.
그런데 서투인을 최대한으로 활성화하는 방법이
있습니다. 바로 소식, 적게 먹는 것입니다.

125세까지 사는 생명 시간표

뉴욕포스트 신문 편집장 노만 커즌스는 자신의
불치병인 척추경화증에 대해 세계적인 의학자들에게
자문을 구했지만 그들의 결론은 '자가면역질환이기
때문에 원인은 모른다. 통증의 고통 속에서 신음하다
죽는다'였습니다. 그러나 절망은 새로운 희망을
발견할 기회가 되기도 합니다. 그는 '웃음'이 통증을
잠재울 뿐만 아니라 치유의 힘이 있다는 것을 믿고
병원 침상 대신 호텔 방에서 수많은 희극영화들을
보며 박장대소하고 온갖 웃음 속에 파묻혀….

불치병을 웃음으로